METODOLOGIE RIABILITATIVE IN LOGOPEDIA • VOL. 22

T0215175

Collana a cura di
Carlo Caltagirone
Carmela Razzano
Fondazione Santa Lucia, IRCCS, Roma

Irene Vernero • Oskar Schindler

Storia della logopedia

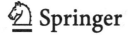

IRENE VERNERO
Università degli Studi di Torino
Dipartimento di Fisiopatologia clinica
ORL II Audiologia-Foniatria
AOU San Giovanni Battista
Torino

OSKAR SCHINDLER
Professore Ordinario di Audiologia e Foniatria
Università degli Studi di Torino
ORL II Audiologia-Foniatria
AOU San Giovanni Battista
Torino

ISBN 978-88-470-2052-8   ISBN 978-88-470-2053-5 (eBook)

DOI 10.1007/978-88-470-2053-5

9 8 7 6 5 4 3 2 1   2012 2013 2014

Layout copertina: Simona Colombo, Milano

Impaginazione: C & G di Cerri e Galassi, Cremona

Springer-Verlag Italia s.r.l., via Decembrio 28, I-20137 Milano
Springer fa parte di Springer Science+Business Media (www.springer.com)

Presentazione della collana

Nell'ultimo decennio gli operatori della riabilitazione cognitiva hanno potuto constatare come l'intensificarsi degli studi e delle attività di ricerca abbiano portato a nuove ed importanti acquisizioni. Ciò ha offerto la possibilità di adottare tecniche riabilitative sempre più efficaci, idonee e mirate.

L'idea di questa collana è nata dalla constatazione che, nella massa di testi che si sono scritti sulla materia, raramente sono stati pubblicati testi con il taglio del "manuale": chiare indicazioni, facile consultazione ed anche un contributo nella fase di pianificazione del progetto e nella realizzazione del programma riabilitativo.

La collana che qui presentiamo nasce con l'ambizione di rispondere a queste esigenze ed è diretta specificamente agli operatori logopedisti, ma si rivolge naturalmente a tutte le figure professionali componenti l'équipe riabilitativa: neurologi, neuropsicologi, psicologi, foniatri, fisioterapisti, insegnanti, ecc.

La spinta decisiva a realizzare questa collana è venuta dalla pluriennale esperienza didattica nelle Scuole di Formazione del Logopedista, istituite presso la Fondazione Santa Lucia - IRCCS di Roma. Soltanto raramente è stato possibile indicare o fornire agli allievi libri di testo contenenti gli insegnamenti sulle materie professionali, e questo sia a livello teorico che pratico.

Tutti gli autori presenti in questa raccolta hanno all'attivo anni di impegno didattico nell'insegnamento delle metodologie riabilitative per l'età evolutiva, adulta e geriatrica. Alcuni di essi hanno offerto anche un notevole contributo nelle più recenti sperimentazioni nel campo della valutazione e del trattamento dei deficit comunicativi. Nell'aderire a questo progetto editoriale essi non pretendono di poter colmare totalmente la lacuna, ma intendono soprattutto descrivere le metodologie riabilitative da essi attualmente praticate e i contenuti teorici del loro insegnamento.

I volumi che in questa collana sono specificamente dedicati alle metodologie e che, come si è detto, vogliono essere strumento di consultazione e di lavoro, conterranno soltanto brevi cenni teorici introduttivi sull'argomento: lo spazio più ampio verrà riservato alle proposte operative, fino all'indicazione degli "esercizi" da eseguire nelle sedute di terapia.

Gli argomenti che la collana intende trattare vanno dai disturbi del linguaggio e dell'apprendimento dell'età evolutiva, all'afasia, alle disartrie, alle aprassie, ai disturbi percettivi, ai deficit attentivi e della memoria, ai disturbi comportamentali delle sindromi postcomatose, alle patologie foniatriche, alle ipoacusie, alla balbuzie, ai disturbi del calcolo, senza escludere la possibilità di poter trattare patologie meno frequenti (v. alcune forme di agnosia).

Anche la veste tipografica è stata ideata per rispondere agli scopi precedentemente menzionati; sono quindi previsti in ogni volume illustrazioni, tabelle riassuntive ed elenchi di materiale terapeutico che si alterneranno alla trattazione, in modo da semplificare la lettura e la consultazione.

Nella preparazione di questi volumi si è coltivata la speranza di essere utili anche a quella parte di pubblico interessata al problema, ma che non è costituita da operatori professionali nè da specialisti.

Con ciò ci riferiamo ai familiari dei nostri pazienti e agli addetti all'assistenza che spesso fanno richiesta di poter approfondire attraverso delle letture la conoscenza del problema, anche per poter contribuire più efficacemente alla riuscita del progetto riabilitativo.

Roma, giugno 2000

Dopo la pubblicazione dei primi nove volumi di questa collana, si avverte l'esigenza di far conoscere quali sono state le motivazioni alla base della selezione dei lavori fin qui pubblicati.

Senza discostarsi dall'obiettivo fissato in partenza, si è capito che diventava necessario ampliare gli argomenti che riguardano il vasto campo della neuropsicologia senza però precludersi la possibilità di inserire pubblicazioni riguardanti altri ambiti riabilitativi non necessariamente connessi all'area neuropsicologica.

I volumi vengono indirizzati sempre agli operatori, che a qualunque titolo operano nella riabilitazione, ma è necessario soddisfare anche le esigenze di chi è ancora in fase di formazione all'interno dei corsi di laurea specifici del campo sanitario-riabilitativo.

Per questo motivo si è deciso di non escludere dalla collana quelle opere il cui contenuto contribuisca comunque alla formazione più ampia e completa del riabilitatore, anche sotto il profilo eminentemente teorico.

Ciò che continuerà a ispirare la scelta dei contenuti di questa collana sarà sempre il voler dare un contributo alla realizzazione del programma riabilitativo più idoneo che consenta il massimo recupero funzionale della persona presa in carico.

Roma, aprile 2004

C. Caltagirone
C. Razzano
Fondazione Santa Lucia
Istituto di Ricovero e Cura a Carattere Scientifico

Presentazione del volume

*Se uno intende sapere che cosa è
una determinata scienza,
non ha che da studiarsela*
(R.M. MacIver)

Nella collana dei volumi dedicati alle "Metodologie Riabilitative in Logopedia", tra le pubblicazioni eminentemente di taglio riabilitativo e quelle più specifiche riferite all'istruzione e alla formazione del logopedista, non poteva e non doveva mancare un testo riservato alla storia della logopedia nazionale e internazionale. Il numero 22 della collana si propone di colmare questo vuoto, con l'azione congiunta di due "attori" quali Irene Vernero e Oskar Schindler.

Gli Autori espongono un contenuto di assoluto rilievo come la storia della logopedia, avendo vissuto momento per momento tutto quello che a livello metodologico, scientifico e istituzionale si è verificato nel corso degli anni. Lo studio, la ricerca, l'insegnamento, il trattamento, la cura o, in altre parole, l'educazione, la rieducazione e la riabilitazione sono stati pane quotidiano degli studiosi che hanno dato vita a questo volume. Nell'arco di cinque capitoli gli Autori sono riusciti a far conoscere in modo più che esaustivo gli antecedenti della logopedia, la sua evoluzione epistemologica, ponendo sempre l'accento con grande competenza sulla dimensione storica della professione e della formazione, sia in Italia sia in Europa.

Nel contempo, a sostenere la dignità disciplinare di una professione fatta di saperi concettuali, comportamenti professionali e valori etici e deontologici, che hanno determinato la crescita della professione in Italia e in Europa, vi è stata l'azione della Federazione Logopedisti Italiani (FLI). Attraverso la sua articolazione territoriale ha contribuito al raggiungimento di traguardi giuridici e professionali epocali a sostegno della professione del logopedista, che è ormai una delle professioni più accreditate nella nostra società e fortemente richiesta dal mercato del lavoro.

Dal libro si intuisce che anche per gli Autori la cultura professionale si può innovare e sviluppare attraverso obiettivi propri della professione in relazione con le varie culture affini; inoltre, è apprezzabile come si sia posta in rilievo la descrizione dei principi e dei doveri etici del logopedista, che vede sempre al centro della sua attenzione il cittadino/utente.

Nella lettura di questo volume si apprezza inoltre la valorizzazione delle associazioni di rappresentanza regionali e nazionali del logopedista in Italia e in Europa, per il loro impegno orientato a raggiungere una formazione accademica rigorosa e completa del logopedista definita da standard nazionali, *Core Curriculum* e *Core Competence*, ed europei, *Minimum Standard*.

Le "storie" grandi e importanti hanno spesso il potere di ispirare e aprire nuovi orizzonti al lettore attento e sensibile: allo stesso modo *Storia della logopedia* può certamente creare interesse per una branca della riabilitazione ancora giovane.

Questo volume riempie d'orgoglio noi che abbiamo vissuto questa storia e offre ai futuri professionisti una base più solida su cui costruire ulteriori grandi progressi, il cui fine ultimo rimane sempre e in ogni modo la soluzione del bisogno di salute delle persone che il logopedista prende in carico.

Log. Carmela Razzano   Dott.ssa Tiziana Rossetto
Direttore del Corso di Laurea in Logopedia   Presidente FLI
Università di Tor Vergata, Roma   Federazione Logopedisti Italiani

Indice

Capitolo 1
Gli antecedenti foniatrici-logopedici

Introduzione

Attualmente la foniatria e la logopedia costituiscono una scienza: la *comunicologia medica* (cui si è aggiunta negli anni '80-'90 la *deglutologia*). In realtà nel secolo scorso l'indicazione scientifica e professionale concerneva *voce*, *parola* e *linguaggio*, con un'eventuale appendice per l'*udito* per le sue ripercussioni sulla succitata triade. Il concetto di *comunicazione* compare solo negli anni '60-'70.

Sarebbe un grossolano errore concettuale non considerare da quali concetti e da quali civiltà siano emerse le premesse della comunicologia.

La medicina dei *popoli primitivi* è sostanzialmente sciamanica, irrazionale e legata alle divinità ed è da questi inizi che comincia una lunga e molto differenziata evoluzione scientifica in rapporto alle differenti civiltà: un percorso che dai sacrifici propiziatori giungerà allo studio dell'anatomia e della fisiologia.

I *Sumeri* (IV-III millennio a.C.) individuano nel sangue e nel fegato i più importanti strumenti di vita e nell'orecchio l'organo centrale della volontà.

Per gli *Assiri* e i *Babilonesi* la cultura dell'acqua favorisce la nascita della primitiva concezione umorale della vita; il codice di Hammurabi (1750 a.C.) contiene un corpo di leggi che assegna ai medici responsabilità civili e penali.

La *medicina egiziana*, vecchia di millenni a.C., evolve da una forma teurgica a una forma empirica. Caratteristica è la concezione pneumatica che attribuisce un'importanza preminente alla respirazione. Nel papiro di Brugsch (1200 a.C.) si legge: "vi sono due vasi nell'orecchio sinistro per i quali penetra il soffio della vita; due nell'orecchio destro per i quali penetra il soffio della morte".

La *medicina giudaica* è essenzialmente teurgica. Ricorda le difficoltà di fluenza di Mosè: "Dio parla e detta le tavole della legge".

La *medicina indiana* individua tre umori principali: lo spirito, la bile e il flemma. Centrale è il concetto di *prana* visto sia come respiro che come spirito: per la componente respiratoria il *pranayama* è un insieme formale di pratiche, tecniche ed esercizi respiratori. La voce viene particolarmente coltivata e i *mantra* ne sono l'espressione specifica. Gli esercizi corporei e le tecniche distensive sono previsti dallo *hata yoga*.

Nell'*antica medicina cinese* domina il principio di armonia come regolatore di salute e malattia (essenze fondamentali sono Yang e Yin).

Con la *civiltà greca* emergono principi fondamentali per la comunicologia. Speciali tecnici, i *fonaschi*, sono gli esperti della voce e della parola. Nasce la *retorica* (box 1.1) con cui comunicazione, linguaggio, articolazione verbale e voce concorrono al convincimento, alla emotività, al rapporto con gli altri. Solo il greco è la lingua di riferimento, le altre lingue sono ritenute incomprensibili, dei "br, br" parlati dai barbari. La scienza della lingua è la grammatica, dando in tal modo importanza decisiva alla parola scritta. Più tardivamente la scuola di Alessandria tripartirà la lingua in: 1) fonetica e fonologia, 2) semantica e lessico, 3) grammatica e sintassi. Il concetto di *pneuma* (analogamente a quanto ritenuto dagli indiani) concerneva sia il respiro che lo spirito (per esempio, lo spirito santo veniva denominato "to aghion pneuma"). Interessante il concetto di *logos* del Nuovo Testamento, dove sta per linguaggio, ma anche per tutto quanto sia concepibile e processabile dalla mente umana. Nel box 1.2 sono riportate ulteriori informazioni sulla Grecia antica. Interessante infine notare che con il termine *squinonzia* si indichi la patologia della gola comprensiva di danno fonatorio, deglutorio e respiratorio. Il *fonasco* è il maestro che disciplina e cura la voce.

La retorica   Box 1.1.

Le origini

Disciplina che concerne il discorso persuasivo e cioè quel tipo di comunicazione linguistica che un parlante (o scrivente) instaura al fine di coinvolgere uno o più destinatari. Gli antichi maestri siciliani della retorica, Empedocle, Corace e Tisia (V sec. a.C.), ne sostenevano la funzione conoscitiva, considerando che suo compito fosse l'individuazione degli strumenti di dimostrazione della verosimiglianza delle tesi proposte.

I loro contemporanei pitagorici erano invece fautori di una retorica psicagogica, fondata cioè sull'allettamento emotivo della parola e sull'adattamento degli argomenti alla specificità dei diversi uditori. La retorica sofistica, svincolata da ogni preoccupazione etica o conoscitiva, voleva essere pura tecnica della persuasione: il retore perfetto, secondo Pitagora, è in grado di rendere "più potente la tesi meno valida" e, in generale, di usare vittoriosamente "intorno a ogni questione due discorsi reciprocamente opposti".

Gorgia è il primo teorico della complementarietà fra retorica e poetica: la poesia come l'orazione riescono ad "ammaliare" o "sedurre" l'animo con il loro magico inganno; le finalità sono diverse, ma la forza espressiva è necessaria a entrambe e la retorica ne appresta gli strumenti. Perciò Gorgia istituzionalizzò la retorica fornendone un primo sistema di "figure" o modelli espressivi brillanti ed efficaci.

Il severo razionalismo platonico esaltò la dialettica contro la retorica e combatté aspramente tutti e tre gli aspetti della retorica sofistica: la spregiudicata abilità argomentativa come uso truffaldino di paralogismi, l'attenzione all'opinione dell'uditorio come conformismo opportunistico e rinuncia alla ricerca imparziale del vero, lo studio della cattivante espressività come "adulazione" della passionalità che distrugge la rettitudine del giudizio.

La concezione aristotelica

Aristotele, pur criticando la concezione sofistica della retorica, a differenza di Platone attribuiva tuttavia alla retorica una funzione sociale positiva e una posizione intermedia fra l'apoditticità del discorso scientifico e l'opinione soggettiva e incerta della chiacchiera: in qualunque dei suoi generi, di retorica *deliberativa* o politica, di retorica *giudiziaria* e di retorica *epidittica* o celebrativa, il buon oratore non cerca di capovolgere la verità, ma di sviluppare la "maggior forza naturale del vero e del giusto" mettendo in evidenza le circostanze e gli argomenti più persuasivi. La retorica aristotelica, pur non trascurando la funzione psicagogica del discorso e la teoria delle figure espressive, fa perno infatti su una dottrina dell'argomentazione probabile secondo la quale, anche quando manca la certezza propria del giudizio scientifico, si possono raggiungere motivazioni o conclusioni ragionevoli, mediante deduzioni sillogistiche (*entimemi*) o induzioni analogiche (*esempi*) che partano da premesse attestate o riconosciute dall'opinione dei più (*prove* o *luoghi comuni*) oppure da premesse giustificate da *indizi* o da *ipotesi verosimili*. I tre aspetti presenti nella retorica antica – dottrina dell'argomentazione, abilità di cattivarsi gli uditori, tecnica della composizione e dell'espressione – sono relativamente indipendenti fra loro e oggi studiati separatamente. Così, l'epistemologia e la metodologia delle scienze si occupano delle forme dell'argomentazione dimostrativa e delle procedure di supposizione e di scoperta che abbracciano un'area vastissima che concerne ogni discorso a pretesa conoscitiva. Dalle scienze della natura alle scienze dell'uomo e alle inferenze giudiziarie o politiche, dappertutto vigono gli stessi moduli di ragionamento valido e gli stessi criteri di verità, anche se può variare il grado di certezza della conclusione secondo la ricchezza o la scarsità dei dati empirici e la completezza o incompletezza dei fattori noti. La distinzione aristotelica fra argomentazione scientifica e argomentazione retorica, pur sopravvalutando dogmaticamente l'assoluta certezza del giudizio scientifico, non si estende ai processi deduttivi e induttivi che restano i medesimi.

La retorica nella cultura contemporanea

Soprattutto a partire dagli anni '50 del secolo scorso si assiste a un progressivo e rinnovato risvegliarsi di interessi intorno al fenomeno retorico, secondo due direttrici. Da un lato c'è la revisione dei rapporti tra retorica e speculazione filosofico-scientifica, con molti studi filosofici dedicati ai problemi del linguaggio, dall'altro c'è una rivalutazione della retorica all'interno di una generale codificazione semiotica delle forme comunicative.

Per quanto concerne il primo aspetto, il riesame delle teorie classiche e la classificazione di tipologie argomentative portano a formulare una teoria dell'argomentazione che ha per oggetto "lo studio delle tecniche discorsive" (Perelman C., Olbrechts Tyteca L., *Trattato dell'argomentazione. La nuova retorica*, 1966).

Per quanto riguarda l'altro aspetto, partendo dalle teorie settecentesche (Du Marsais) e ottocentesche (Fontainer) sulla retorica, intesa come *elocutio*, si sono messi a frutto i risultati acquisiti dalle scienze del linguaggio. Il discorso poetico letterario è affrontato con prospettive retoriche diverse nel mondo anglosassone (Eliot, Pound, il New Criticism), nella tradizione sviluppatasi dal formalismo russo e dalla Nouvelle Critique francese degli anni '60 (Tynianov, Jakobson, Barthes, Cohen, Genette). L'analisi strutturalista e formalista ha elaborato una moderna teoria dello scarto, secondo la quale il parlante, attraverso le figure, evidenzia la propria volontà espressiva (connotazione), operando trasformazioni del linguaggio comune, per sua natura meramente informativo (denotazione).

Non potendo reperire un reale livello iniziale del linguaggio (grado zero della comunicazione), perché nessun discorso è solo denotativo, si è proposto di concepire il grado zero come il limite verso cui tende il linguaggio scientifico. Quest'ultimo è, infatti, per elezione, il linguaggio oggettivo-denotativo: ogni nozione corrisponde a un unico segno verbale. Secondo Jakobson ogni discorso si articola secondo le due figure semantiche della metafora e della metonimia, alle quali è demandato ogni atto di selezione e combinazione linguistica.

Alla rivalutazione della retorica nella cultura contemporanea hanno contribuito notevolmente le acquisizioni epistemologiche, che fin dall'800 hanno interessato il pensiero filosofico e psicoanalitico (si pensi alla stretta relazione stabilita da Freud tra il comico e l'attività onirica), gli studi linguistici (si pensi allo strutturalismo fondato da de Saussure), le tecniche e i mezzi della comunicazione. La vita odierna offre continue occasioni per un riuso attualizzato delle antiche teorie oratorie: è il caso, per esempio, della critica d'arte o delle strategie persuasive della pubblicità. Anzi, si potrebbe dire che, essendo la nostra una civiltà d'immagine, fortemente condizionata dai mezzi di comunicazione di massa (televisione, radio, giornali ecc.; su tale argomento sono tuttora fondamentali le opere di MacLuhan), e la nostra cultura una "cultura-spettacolo", la comunicazione retorica finisce col costituire una costante del vivere quotidiano. Persone e cose sono oggetto di attività promozionale e non a caso si assiste al proliferare di corsi per l'apprendimento di tecniche comunicative per manager d'industria, politici, ecc. Il dato positivo consiste in una conoscenza più diffusa e in un'applicazione più consapevole degli strumenti retorici da parte di un numero sempre maggiore di persone, nella vita lavorativa e nei rapporti sociali e interpersonali.

La Grecia antica Box 1.2.

Strutture o teorie che gli antichi Greci usavano per costituire il loro mondo e le loro concezioni della parola e della comunicazione.

Il lessico:

- *omilia* (la parola);
- *logos* (il linguaggio);
- *epikoinomia* (la comunicazione).

Autori	Costrutti o teoria	Pratica generale
Asclepio e la sua Scuola medica (1)	Intervento divino	Per stare meglio e ricevere consigli su come curare le proprie malattie, bisogna rendere omaggio al dio della guarigione
Asclepio (2)	Intervento medico (salute generale)	Si possono ottenere salute e benessere mediante esercizi generali, riposo, bagni, trattenimenti ecc.
Asclepio (3)	Intervento medico (rimedi specifici)	Il miglioramento può essere ottenuto con medicine, chirurgia ecc.
Erodoto (484-425 a.C.) fa riferimento per la prima volta nella sua opera a un bambino sordo		
Ippocrate (460-377 a.C.) attribuisce la balbuzie all'atrabile (bile nera)	Teoria degli umori: focalizza i fluidi corporei (bile, flegma, atrabile, bile gialla) corrispondenti ad aria, acqua, terra e fuoco	I miglioramenti si ottengono con procedure quali il salasso per riequilibrare i fluidi
Platone (427-347 a.C.) è contro la lettura; fa ipotesi sull'afasia	Teoria del pneuma e comunicazione divina	Il popolo dovrebbe essere educato a scoprire le verità divine
Secondo Aristotele (384-322 a.C.) le disartrie dipendono dal freddo alla lingua	Teoria degli umori: focalizza la temperatura corporea	Bisogna cambiare la temperatura corporea per riequilibrare i fluidi e ottenere la salute
Demostene (384-322 a.C.) balbuziente	Teoria degli esercizi: l'esercizio fisico è importante per la strutturazione di abilità	È necessario esercitare gli articolatori per promuovere una parola (e una salute) migliore

La *prima medicina romana* è teurgica e onora numerose divinità. In seguito emulerà quanto prodotto dalla civiltà greca. Si individua il *medicus auricularius*, con specifica competenza specialistica. L'opera di Galeno (131-201 d.C.), studioso enciclopedico e rigoroso, dominerà tutta la medicina medioevale. La terapia è fondata sul principio *contraria contrariis curantur*.

La *medicina araba* è traduttrice e interprete dei classici greci. Suoi principali esponenti furono Avicenna (980-1037) e Averroè (1126-1198), fondatori della moderna farmacologia; nello sfacelo medioevale rappresentano, soprattutto nei territori a dominazione spagnola, l'unica oasi scientifica sanitaria. Interessante ricordare che il Corano viene descritto come il "libro scritto da Allah e inviato da un arcangelo sulla terra".

Ancora occorre citare il *monachesimo benedettino*, nel cui ambito nasce la figura del *monacus infirmarium*, e la presenza nei conventi dell'*ortus sanitatis*. Importante la *scuola salernitana* (IX sec.), indipendente da vincoli ecclesiastici.

Dopo l'anno 1000 si sviluppa in Europa il *filone laico della medicina* che si concentrerà progressivamente nelle Università.

Troppo indaginoso sarebbe qui riportare tutte le scoperte e le concezioni di nostro interesse, specie a partire dal Rinascimento. Ricorderemo solo alcuni nomi tra i più rilevanti:

- Leonardo da Vinci (1451-1519);
- Berengario da Carpi (1470-1530): descrive incudine e martello;
- Andrea Vesalio (1514-1564): descrive cartilagini e muscoli laringei;
- Bartolomeo Eustachio (1510-1574);
- Gabriele Falloppio (1523-1562);
- Fabrizio d'Acquapendente (1533-1619);
- Costanzo Varolio (1543-1575);
- Francois Rabelais (1490-1553), autore di libri come *Gargantua* e *Pantagruele* scritti per i suoi malati;
- Paracelso (1493-1541);
- Ambroise Paré (1510-1590), barbiere chirurgo non medico;
- Ponce de Leon, primo a istruire i sordomuti alla corte di Spagna. La sua opera verrà continuata dall'Abbé de l'Epée (1712?) in Francia e da Heinicke (1729-1780) in Germania; in Italia padre Assarotti fonderà l'Istituto dei Sordomuti di Genova nel 1801;
- Marcello Malpighi (1628-1694);
- Antonio Valsalva (1666-1723);
- Giambattista Morgagni (1682-1771).

Nell'800, seguendo i precedenti di Cartesio, Voltaire, Linneo, Galvani, Diderot e D'Alembert, i contributi del razionalismo e dell'empirismo arrivano a Darwin e Mendel. Kant nella sua critica alla ragion pura insegna a non abusare della speculazione e Bernard (1813-1878) sostiene che l'uomo di scienza debba operare una sintesi tra razionalismo e sperimentalismo (è l'origine della *opinion based medicine* e della *evidence based medicine*), visione condivisa da Billroth (1829-1894), Pasteur (1822-1895) e Virchou (1821-1902).

Ricorderemo ancora Itard che, a cavallo tra il '700 e l'800, si interessò del *bambino-lupo dell'Aveyron* cercando di farlo educare con la lingua dei segni dall'Abbé de l'Epée.

Nel 1854 Garcia (1805-1873), maestro di canto e cantante, per osservare le proprie corde vocali ideò lo specchietto laringeo, il cui uso fu poi diffuso nella pratica laringologica da Türck (1810-1868) e Germack (1828-1873).

Al Wiener Allgemeines Krankenhaus, Billroth (1829-1894), della scuola di V. Urbantschisch e maestro di E. Froeschels, eseguì le prime laringectomie e si dedicò a far rieducare erigmofonicamente i laringectomizzati al Laryngologisches Zentrum della Mariannengasse di Vienna, allora capitale mondiale della medicina e dove lavorava anche Freud (1856-1939).

Nel 1877 Kussmaul (1822-1902) pubblicò la sua opera fondamentale "Die Störungen der Sprache" (I disturbi del linguaggio), considerata il primo manuale di foniatria.

Gli inizi della comunicologia (XX secolo)

Fino alla fine del XIX secolo l'interesse per le alterazioni comunicologiche, specie le più importanti, e i conseguenti approcci da parte degli studiosi erano assai diversi da quelli attuali.

Sostanzialmente, come si può in parte dedurre dalla parte introduttiva di questo capitolo, potevano osservarsi le seguenti condizioni:
1. in persone normali, quindi non devianti o patologiche, che volevano o dovevano coltivare una o più funzioni comunicative, erano tipici gli interventi sulla voce;
2. piccoli disturbi di alcune funzioni (per esempio, fluenza, articolazione verbale) erano trattati in numeri molto limitati di casi;
3. soggetti con alterazioni importanti, specialmente centrali-cognitive, purché autonomi, trovavano un loro posto nelle comunità, in particolare in quelle rurali-agricole;
4. soggetti con compromissioni più marcate, superata l'eliminazione fisica dell'antichità (rupe Tarpea), tendevano a essere emarginati e isolati in strutture ospedaliere o similari accanto agli attentatori della società (ospedali pressoché simili a prigioni). Non poche istituzioni religiose accoglievano assistenzialmente un certo numero di devianti miscellanei.

Le conseguenze di questa cosiddetta *Weltanschauung*[1] furono:
- limitata considerazione delle comunicopatie;
- limitato, quasi inesistente, numero di professionisti con competenze specifiche sostituiti da retori, attori, cantanti, insegnanti, precettori, religiosi;
- limitata casistica di patologie.

Tipico il caso dei sordi (box 1.3), di cui non abbiamo dati di pazienti trattati prima del Rinascimento. Le prime notizie risalgono infatti a un monaco benedettino, padre Ponce de Leon (1520-1584), che si occupò dei sordi utilizzando "segni manuali" antesignani delle lingue segniche. Bisognerà arrivare alla fine del '700 perché l'Abbé de l'Epée arrivi a gestire in modo più formale e scientifico l'educazione dei sordi. Da allora un certo numero di religiosi si specializzarono e fondarono numerosi istituti per sordomuti (per esempio, Assarotti a Genova, Pendola a Siena, Provolo a Verona, Prinotti a Torino, l'Istituto Nazionale per Sordomuti a Firenze, gli Istituti Smaldoni

---

[1] Modo di intendere la vita.

in varie città del Sud Italia), ma furono necessari più di due secoli affinché la gestione dei sordi profondi fosse trasferita alla medicina (logopedisti, foniatri, audiologi, otorinolaringoiatri) e alla scuola.

Verso la fine dell'800, su iniziative di singoli, fra i quali ricordiamo Kussmaul con il suo trattato (v. trattati comunicologici), e degli ambienti scientifici di Vienna, considerata all'epoca la capitale europea della medicina, iniziano a vedere la luce nell'Europa di lingua tedesca vari centri universitari particolarmente vivaci, attivi e formali. Tra questi ricordiamo:

• Vienna, con Froeschels;
• Berlino, con Gutzmann;
• Monaco, con Nadoleczni;
• Praga, con Seemann (autore anche di un trattato);
• Zurigo, con Luchsinger (autore del più ponderoso e fondamentale trattato su voce e parole in collaborazione con Arnold);
• Amburgo, con Panconcelli-Calzia.

Il *contributo francofono* compie un percorso diverso. L'abate J.P. Rousselot (1864-1924), profondo studioso della fonetica, pubblica nel 1891 il volume "Principi della fonetica sperimentale". Grazie a questo lavoro viene considerato il padre di questa disciplina che sarà inserita tra le scienze biologiche assieme ad anatomia, fisiopatologia, fisica acustica, matematica e scienze umanistiche.

E.J. Marey (1830-1904), dedicandosi prevalentemente agli aspetti fisici, darà inizio con la sua "capsula" all'obiettivazione mediante tracciati della voce e della parola, aprendo così la strada a più avanzate tecniche elettroacustiche che porteranno molto più tardi alla nascita della sonagrafia. I suoi studi troveranno applicazioni pratiche di rieducazione della voce cantata e parlata (comprese le disartrie, le afasie, i disturbi della fluenza, le dislalie e dislogia audiogena, la rieducazione dei laringectomizzati).

Nel 1901 Rousselot fonda a Parigi l'Istituto di Ortofonia. Sua celebre allieva fu S. Borel Maisonny, che può essere considerata la capostipite dei logopedisti francofoni e che nel 1955 riuscì a organizzare i primi corsi superiori di Ortofonia; meritano di essere qui ricordate anche la belga C. Dinville e la parigina di origini italiane L. Peyracchia Matteodo. Nel 1958 nascerà la Federazione Ortofonisti, l'attuale FNO con sede a Parigi.

In *Italia* padre A. Gemelli sviluppa le sperimentazioni francesi e pubblica nel 1934 "L'analisi elettroacustica del linguaggio". Il suo lavoro sarà continuato dall'ingegner G. Sacerdote, dal fisico F. Ferrero (entrambi a Torino) e, in seguito, da D. Scuri.

La nascita della foniatria italiana si deve a G. Ferreri (1930) di Roma, e a R. Segre (1932) e G. Bellussi (1939) di Torino. Bellussi può essere considerato il primo foniatra italiano, avendo avviato nel 1947 a Milano i primi corsi di foniatria nella Scuola di Specializzazione in Otorinolaringoiatria. Fu anche dirigente fin dal 1939 dell'ambulatorio di Foniatria presso la Clinica Otorinolaringoiatrica di Torino e autore del primo e prezioso "Trattato di foniatria (infantile)" (annesso al volume edito da Meda, di ORL infantile).

Dopo la seconda guerra mondiale vedono la luce numerosi centri e ambulatori: oltre a quelli di Padova e Torino, i più importanti, ricordiamo le strutture di Roma (con D. Scuri, G. Bruno e G. De Santis, I. Minuto e P. Pizzamiglio), Napoli (con

M. Serra e L. Vacalebre), Milano (con A. De Filippis), Firenze (con G. Gitti), Catania (con S. Biondi), e Genova (con B. Travalca).

Progressivamente vanno costituendosi le seguenti aggregazioni, quali entità che ricercano riconoscimenti espliciti di tipo scientifico e/o professionale:

- Società Italiana di Fonetica Sperimentale, Fonetica Biologica, Foniatria e Audiologia (1950);
- Società Italiana di Fonetica, Foniatria e Audiologia (1958);
- Società Italiana di Foniatria e Audiologia (1967);
- Società Italiana di Audiologia e Foniatria (1969);
- Associazione Nazionale Logopedisti (1975), di formazione eterogenea, opera prevalentemente in ambito pedagogico e rieducativo speciale;
- Unione Logopedisti Italiani (ULI) (1976) che riunisce nei primi anni soprattutto i diplomati della SDAFS (Scuola Diretta a Fini Speciali) di Padova;
- Società Italiana di Foniatria (SIF) (1976);
- Società Italiana di Foniatria e Logopedia (SIFEL) (1985), sorta dalla fusione della SIF con l'AITFEL (Associazione Italiana tra Foniatri e Logopedisti) nata a Padova (1953) come l'Associazione Triveneta tra Foniatri e Logopedisti.

L'educazione dei sordi   Box 1.3.

Dall'antichità fino al Rinascimento non sono molti i riferimenti ai sordomuti, tuttavia consentono di chiarire quanti fossero i pregiudizi intorno alla loro condizione e quanto poco si conoscesse di questa patologia.

Nelle Sacre Scritture i sordomuti appaiono come esseri incompleti, deboli, bisognosi della grazia di Dio. Gesù considera la condizione del sordo, del cieco, del paralitico come una manifestazione del disegno divino. I greci non sacrificavano i neonati sordomuti solo perché sordità e mutismo non erano evidenti nei primi giorni di vita. Il diritto romano classificava sordi e muti con i mentecatti e con i furiosi.

L'istruzione dei sordomuti inizia con Girolamo Cardano (1501-1576) che, forse influenzato dall'olandese R. Agricola (1443-1485), sostiene che un sordomuto possa venire istruito in modo più che soddisfacente attraverso la lettura e la scrittura. Pedro Ponce de Leon (1520-1584) propone un metodo che si fonda sulla scrittura. Il primo trattato teorico pratico dal titolo "Riduzione delle lettere ai loro elementi primitivi e arte di insegnare a parlare i muti" (1620) è di J.P. Bonet (1560-1633). J.K. Amman (1669-1724), autore del trattato "Surdus Loquens" (1692), introduce nell'insegnamento delle parole il concetto dell'importanza della vista (per esempio, la labiolettura) e del tatto (per cogliere principalmente le vibrazioni laringee); scrive anche la "Dissertatio de loquela" (1700), dove illustra in modo scientifico e ordinato la produzione della voce e dei fonemi e le fasi dell'educazione alla parola di un soggetto sordomuto.

Nel '700 sorgono le prime scuole pubbliche per sordomuti e le prime controversie fra i metodi *mimici* (con le lingue dei segni) – con particolare riguardo a Ch. M. de l'Epée (1712-1789) e al suo allievo R.A. Sicard (1742-1822) – e *orali* (S. Heinicke, 1727-1790). Agli inizi dell'800 Th.H. Gallaudet (1787-1851) introduce negli Stati Uniti i metodi gestuali e, grazie all'opera di suo figlio, viene fondato (1857) del primo College (poi università) per sordi a Washington. In Italia la prima scuola nasce a Roma (1784) grazie a T. Silvestri (1744-1789), seguito da molti altri tra cui ricordiamo O.G.B. Assarotti (1753-1829), T. Pendola (1800-1883), A. Provola (1801-1842), G. Tarra (1832-1889).

Le diatribe fra le opzioni orali e gestuali si acuiscono e occupano totalmente i congressi internazionali. Bisognerà aspettare la seconda metà del secolo scorso per avviare con Stokoe e i coniugi Klima e Bellugi uno studio linguistico approfondito e applicazioni cliniche delle lingue segniche. In Italia il Consiglio Nazionale delle Ricerche (CNR) di Roma, con V. Volterra e C. Caselli, approfondisce lo studio delle lingue segniche, il loro utilizzo nell'educazione dei sordi e le loro modificazioni pedagogiche (bilinguismo, bimodalismo ecc.).

L'équipe di Zagabria (P. Guberina, D. Drezancic, V.A. Gladic) introduce in Italia il metodo verbatonale, puramente orale.

L'avvento di protesi acustiche sempre più perfezionate e di impianti cocleari applicati sempre più precocemente ha orientato sempre più verso la comunicazione orale-aurale e inserito i sordi prelinguali nelle strutture sociali e scolastiche comuni.

... negli ultimi 50 anni

Il mezzo secolo appena trascorso ha visto una tumultuosa crescita della conoscenza e della gestione dei soggetti che hanno una sordità bilaterale superiore ai 65 dB per le frequenze centrali (500-2000 Hz) di tipo genetico, acquisita in gravidanza o entro i primi 18 mesi di vita. Anche se sporadicamente fin da cinque secoli si documentano prese in carico di singoli soggetti, che negli ultimi due secoli hanno visto aggregazioni in istituzioni religiose per "sordomuti" (in realtà *prima degli anni '60*), i sordi perlinguali erano sostanzialmente sconosciuti per la medicina. Esistevano infatti *forti incertezze diagnostiche* – per esempio fra sordomutismo endemico e cretinismo endemico nella cerchia delle Alpi (disatteso il riconoscimento della sindrome di Pendred), fra sordità e insufficienza mentale (al Cottolengo ricoveri indifferenziati), fra autismo e sordità (soprattutto da parte dei neuropsichiatri infantili) – *insufficienze valutative in campo uditivo* (poche modalità di audiometria, confusione fra funzioni trasduttive dell'orecchio interno e percezioni da parte del sistema nervoso centrale, ignoranza sulle sindromi associative e sulle comorbilità, non misurazione della prestazionalità generale e della cognitività), *massicce confusioni fra verbalità e comunicazione, specie non verbale* (con sufficienza considerativa nei confronti delle lingue segniche), *mancata o insufficiente considerazione degli aspetti sociali* (specie scolastici o lavorativi).

In ogni caso gli *interventi educativi* oltre a essere incompleti erano tardivi non iniziando mai prima dei 6 anni di età e oltre (per esempio, in Turchia non prima dei 10 anni); inoltre le *protesizzazioni* non erano diffuse, soprattutto al di sotto dei 6 anni, e comunque tecnicamente arretrate. Le *tecniche riabilitative* erano primitive e volte principalmente alla labiolettura e alla impostazione articolatoria dei fonemi. Importante sottolineare la *ghettizzazione* di tali soggetti in istituti per sordomuti, in casa o nelle strutture dell'Ente Nazionale dei Sordi (ENS). L'attività educativa veniva gestita dalla scuola e da insegnanti uscenti dalle scuole di metodo. Inutile ricordare l'assenza totale di logopedisti. I *risultati* della procedura implicavano abilità linguistiche talmente scarse da non essere praticamente utilizzabili (salvo per i soggetti segnanti, figli e nipoti di soggetti segnanti) con utilizzazione di abilità comunicative elementari e rozze. Evidentemente gli aspetti sociali scolastici, lavorativi e di rapporti interindividuali e duali non potevano essere che limitati, distanti e miseri.

È con gli *anni '60* che comincia una tumultuosa evoluzione delle conoscenze e della gestione dei sordi prelinguali. Le *tecniche audiometriche* si moltiplicano e si affinano (prime forme di audiometria neonatale, audiometria comportamentale, audiometria neurologica centrale ecc.). Compaiono e si arricchiscono anche qualitativamente le *diagnosi differenziali ed extrauditive*, per cui la sordità perlinguale può prevedere quattro categorie:

1. sordità pure (genetiche o acquisite);
2. sordità sindromiche (solo genetiche);
3. sordità con altre patologie (per esempio, sordità e cecità, sordità e autismo e soprattutto sordità con disturbi prestazionali e cognitivo-decisionali);
4. sordità con problemi socioculturali.

Soprattutto è da sottolineare l'*abbassamento dell'età valutativa e gestionale*, così accanto a una audiometria scolastica le diagnosi vengono poste almeno ai 3 anni, così come anche le prese in carico (per esempio, con l'immissione nelle scuole materne); peraltro la presa in carico educativa permane nel sistema scolastico, non essendoci ancora la figura del logopedista generalizzato. La *protesizzazione* si diffonde, viene effettuata più precocemente e subisce enormi miglioramenti tecnologici (per esempio, il passaggio dalle protesi "a scatola" alla protesi retroauricolare). Con gli anni '70 si approfondiscono le conoscenze di strutture e funzioni uditive, distinguendo le *funzioni periferiche o trasduttive* dalle *funzioni centrali* (nuclei e vie uditive) *di processamento o percettive*. La Scuola di Torino distingue pertanto i seguenti nove parametri percettivi:

1. coordinazione uditivo-motoria;
2. separazione figura-sfondo;
3. costanza timbrica (o della forma);
4. dinamica di frequenza (o melodica);
5. dinamica di intensità (o prosodica);
6. differenziazione silenzio/sonorità;
7. differenziazione suono/rumore;

8. differenziazione impulsivo/continuo;
9. differenziazione fra sonorità continue e regolarmente interrotte.

Dopo circa un decennio il mondo anglofono produrrà uno schema simile basato su quattro parametri:

1. detezione;
2. discriminazione;
3. identificazione;
4. riconoscimento.

Diventa anche sempre più chiara la *differenza fra linguaggio e comunicazione*, passando così dalla considerazione quasi esclusiva di "voce, parola, linguaggio" a quella di "scambio di informazioni fra due o più persone" e scoprendo e approfondendo (grazie al CNR di Roma) la natura linguistica delle *lingue dei segni dei sordi* (e segnatamente della LIS). Queste enormi ricerche e relative conoscenze e applicabilità portano alle soglie degli anni '80 a una *massiccia gestione logopedica della valutazione e dell'educazione della sordità prelinguale*. Le tecniche logopediche si moltiplicano e si affinano usando "metodi" e protocolli. Negli anni '80 vengono anche introdotte modalità di *musicoterapia* e le esperienze dei *metodi verbotonale* specialmente con il miglioramento tecnologico di microfoni e protesi, l'accesso alla rilevazione vibrotattile delle informazioni sonore, la corporeità e i suoi ritmi e i ritmi musicali. L'approfondimento delle conoscenze delle esperienze altrui, specie francesi e nordamericane, ha contribuito al miglioramento delle abilità comunicative dei sordi prelinguali. I risultati raggiunti in questo periodo hanno portato essenzialmente all'inserimento dei sordi nella "scuola di tutti" e a corrispondenti abilità sociali e lavorative.

Con gli anni '90 si sono registrati nuovi progressi. Fra questi lo screening neonatale, peraltro non universale e comunque non sufficientemente diffuso, ma soprattutto l'*impianto cocleare*, effettuato precocemente (cioè entro i 18 mesi di vita, ma, secondo la Food and Drug Administration – FDA – non al di sotto dei 12 mesi). Questo tipo di intervento ha consentito il raggiungimento di due traguardi:

1. il conseguimento di accettabili e quasi normali abilità linguistiche, scolastiche e sociali in soggetti con sola sordità. Condizione necessaria è di essere supportati da un adeguato intervento educativo e di counselling da parte logopedica;
2. il netto miglioramento delle abilità di cui sopra nei soggetti con sordità-sindromi, disturbi associati e altre condizioni sfavorevoli (per esempio, socio-culturali nei migranti).

Peraltro i risultati attualmente ottenibili devono ritenersi, seppur in progresso, soddisfacenti o molto soddisfacenti.

Invero per il futuro, grazie ad altri possibili interventi con cellule staminali o nuove tecnologie negli impianti, sono prevedibili ulteriori progressi, in analogia a quanto previsto e applicato negli Stati Uniti (attualmente in più del 95% dei neonati) dalla "Year 2007 Position Statement: principles and guidelines for

early hearing detection and intervention programs" (*Pediatrics*, 2007, 120:898-921) che prevede:
- lo screening alla nascita;
- lo screening ambulatoriale con Otoemissioni Acustiche e Automated Auditory Brainstem Responses (OAE/AABR) entro 1 mese;
- entro i 3 mesi: diagnosi audiologica ed eventuale protesizzazione;
- entro i 6 mesi: indirizzo al coordinamento per intervento precoce, valutazione per determinare l'eziologia e i disturbi associati;
- monitoraggi trimestrali-semestrali (comunque fino ai 18 mesi) dell'evoluzione audiologica, comunicativa, linguistica, prestazionale ecc.

Sembra assolutamente necessario evidenziare la necessità di:
- un progetto condiviso formalmente redatto;
- un punto centralizzato unico di riferimento;
- una rete formale regionale e nazionale;
- una struttura amministrativa specifica e adeguata;
- un coordinamento;
- informazioni:
  - dei controlli e dei monitoraggi;
  - della rilevazione centrale (regionale, statale) dei dati.

Cronologia

- 1913: fondazione a Roma della Società Italiana di Fonetica Sperimentale.
- 1914: fondazione ad Amburgo della Società Internazionale di Fonetica Sperimentale.
- 1924: Emil Froeschels fonda a Vienna l'International Association of Logopedics and Phoniatrics (IALP).
- 1943: fondazione del Laboratorio di Fonetica dell'Università di Padova.
- 1950: fondazione della Società Italiana di Fonetica Sperimentale, Fonetica, Biologica, Foniatria ed Audiologia.
- 1953: fondazione a Padova dell'Associazione Triveneta tra Foniatri e Logopedisti.
- 1955: concorso di "Libera Docenza in Foniatria" conseguito da Lucio Croatto, Giuseppe Bellussi e Decio Scuri.
- 1959: B. Vallancien fonda il "Collège International de Phonologie Expérimentale" (CIPE). Croatto è eletto presidente (1962) (l'Italia è rappresentata anche da M. Accordi e F. Ferrero).
- 1969: C. Tagliavini e L. Croatto fondano presso la Facoltà di Lettere e Filosofia dell'Università di Padova la prima "Scuola diretta a fini speciali per tecnici di Logopedia".
- 1969: Hans von Leden fonda con Segre, Bellussi e altri partecipanti al X Congresso Mondiale ORL del Messico il "Collegium Medicorum Theatri" (CoMeT) di medici interessati alla voce di cantanti e attori.

- 1970: C. Tagliavini realizza a Padova il "Centro di studio per le Ricerche di Fonetica del CNR".
- 1971: fondazione a Belgrado dell'Union of the European Phoniatricians (UEP).
- 1972: istituzione della "Scuola diretta a fini speciali per Tecnici di Audiometria e Logopedia" a Milano.
- 1973: istituzione della "Scuola diretta a fini speciali per Tecnici di Audiometria e Logopedia" a Torino.
- 1977: C. Calearo fonda in Italia la prima "Scuola di Specializzazione in Foniatria" della Facoltà di Medicina e Chirurgia dell'Università di Ferrara.
- 1980: presso la Humboldt Universität, in occasione dell'anniversario dei 75 anni dall'inizio dell'attività Foniatrica del Prof. Herman Gutzman ("Vater der Stimm und Sprachheilkunde"), 32 studiosi di tutto il mondo sono insigniti della medaglia coniata in suo onore (per l'Italia L. Croatto e O. Schindler).
- 1980: a Torino viene rifondata l'Associazione Logopedisti Piemontesi.
- 1982: vengono unificati almeno formalmente i programmi e le denominazioni delle SDAFS presenti sul territorio nazionale, ormai tutte con sede presso le Facoltà di Medicina e Chirurgia.
- 1985: E. Clerici e D. Felisati propongono all'Associazione Otorinolaringologi Ospedalieri Italiani (AOOI) l'inserimento degli specialisti Audiologi e dei Foniatri nelle USL. Le divisioni ospedaliere ORL dirette da Buratti, Cis, Clerici, Felisati, Miani, Pestalozza, Serafini, Zibordi istituiscono i Servizi di Foniatria ottenendo il riconoscimento ufficiale, con delibera del Comitato di Gestione dell'USL.
- 1989: nel mese di settembre di quest'anno finalmente, a Milano, dopo molti anni di discussioni e campanilismi, i logopedisti italiani riescono a superare futili localismi e nell'interesse comune, con pochi ma saldi obiettivi, si dotano di un'unica, vera rappresentanza nazionale, la Federazione Logopedisti Italiani (FLI). La Federazione, resa forte da subito dal lavoro indefesso e totalmente disinteressato di molti, unanimamente approvato in una vivace ma costruttiva dialettica, diventa l'artefice di cambiamenti che hanno interessato l'evoluzione delle Professioni Sanitarie a livello nazionale, vedendo numerosi propri documenti tradotti in leggi dello Stato.
- 1989: il Comitato Direttivo della Società Italiana di Otorinolaringoiatria e Chirurgia Cervico-Facciale (S.I.O. e Ch.C.F.), dopo aver fatto proprio il documento Felisati, affida allo stesso l'incarico di redigere, con Calearo e i rappresentanti della SIFEL Croatto e Schindler, un documento unitario che raccordi i punti di vista delle due Società. Si riporta per esteso nel box 1.4 il testo del resoconto dell'incontro tenutosi a Padova presso il Centro Medico-Chirurgico di Foniatria.
- 1990: fondazione a Belgrado dell'International Association of Phonosurgeons (IAP).
- 1992: istituzione del Diploma Universitario di Logopedia, secondo un ordinamento di studi nazionale.
- 1994: il D.P.R. 742/1994 definisce il "Profilo professionale del Logopedista".

- 1996: tabella XVIII-ter, Ordinamenti Didattici dei DU di area sanitaria, il cui ordinamento è promulgato di concerto fra i Ministeri competenti (MURST-Ministero della Sanità).
- 1999: riordino delle Scuole di Specializzazione di Audiologia e di Foniatria, che dopo un corso di studi della durata di cinque anni rilasciano il titolo di specialista in Audiologia-Foniatria, valido nell'Unione Europea.
- 1999: legge 42/1999 sul riconoscimento dello *status* di professioni sanitarie.
- 2000: legge 509/2000 sull'autonomia didattica degli Atenei.
- 2000: viene sancita l'equipollenza di precisi titoli conseguiti con gli ordinamenti precedenti validi ai fini dell'esercizio professionale della logopedia, nonché per l'iscrizione ai corsi di formazione post-base, laurea specialistica e Master.
- 2000: legge 251/2000 relativa all'istituzione della dirigenza per tutte le professioni sanitarie ed esplicitamente anche per quelle della riabilitazione.
- 2001: prosegue l'attuazione del processo di riforma universitaria con la determinazione, per decreto, delle classi delle lauree universitarie delle professioni sanitarie, la cui preparazione e completamento vengono demandati ai vari provvedimenti della legge di riforma 270/2004.
- 2005: riconoscimento del carattere di rappresentatività nazionale della FLI fra le Associazioni/Federazioni Professionali dell'area sanitaria.
- 2006: promulgazione della legge 43/2006 (caratterizzata da un iter tormentato) in materia di professioni sanitarie con delega al Governo per l'istituzione dei relativi Ordini.

"La foniatria" (Padova, 2 dicembre 1989)   Box 1.4.

La *foniatria* è la disciplina che previene, assiste e riabilita i disturbi della comunicazione ed è costituita da un corpo di dottrina basato principalmente sulla conoscenza della Otorinolaringoiatria (ORL) (per le componenti voce, parola e udito) e integrato da conoscenze e competenze pluridisciplinari (per la parola, il linguaggio, la comunicazione e gli apprendimenti).

Il rapporto privilegiato che la foniatria ha stabilito con l'ORL trova la sua giustificazione in ragioni storiche, in quanto tale disciplina è nata come emanazione di competenze otorinolaringoiatriche applicate ai disturbi della voce, e in ragioni cliniche, in quanto la pragmatica operativa della sua ulteriore evoluzione rientra in prevalenza nell'ambito dell'ORL.

La preparazione del moderno foniatra deve peraltro essere orientata in senso pluridisciplinare con acquisizione di competenze nei vari settori di specifico intervento che, oltre all'ORL, comprendono: l'Audiologia, la Neurologia, la Neuropsichiatria, la Pedagogia, la Linguistica, la Fonetica, la Fonologia, la Semeiotica, l'Informatica e altre scienze antropologiche.

I disturbi della comunicazione possono essere riconosciuti nelle seguenti sindromi:

- disfonica;
- dislalica;
- audiogena;
- disfemica;
- afasica;
- anartico-disartica;
- ritardo semplice del linguaggio;
- da inadeguatezze socio-culturali ed emotivo-relazionali;
- ritardo secondario di linguaggio;
- *learning diseases.*

Tale inquadramento è suscettibile di modifiche e integrazioni in conseguenza dell'evoluzione delle conoscenze che, in questo ambito, sono in rapido divenire. Nell'ambito di questa patologia la Foniatria si interessa di:

1. prevenzione primaria, secondaria e terziaria dei disturbi della comunicazione;
2. diagnosi e terapia dei disturbi della comunicazione;
3. educazione e riabilitazione dei pazienti affetti da disturbi della comunicazione in età evolutiva, adulta e involutiva.

Per la realizzazione di detti compiti si prevede l'istituzione di un settore di Foniatria della Divisione ORL. Compete a questa struttura, previo accordo fra il primario della Divisione ORL e le Autorità sanitarie e amministrative dell'USL, il coordinamento delle funzioni logopediche espresse dai servizi assistenziali di Medicina di base e di Specialistica presenti sul territorio, impegnando Specialisti Foniatri, unici operatori formalmente competenti per la programmazione e per l'esercizio pratico delle attività del logopedista.

Là dove esistano già attività foniatriche e logopediche inserite nei Servizi assistenziali di Medicina di Base e di Specialistica territoriale, si prevede l'integrazione con la Foniatria ospedaliera, per evitare sovrapposizioni di compiti e inutili duplicazioni delle strumentazioni occorrenti.

La Foniatria ospedaliera è attività di secondo livello, rispetto a quella di primo livello erogata sul territorio.

L'attività diagnostico-terapeutico-riabilitativa del Foniatra e del Logopedista ospedalieri è rivolta a pazienti ricoverati nei vari reparti nosocomiali (Otorinolaringoiatria, Neurologia, Pediatria, Fisiatria, Geriatria, ecc.) e a pazienti esterni ambulatoriali.

Alla foniatria ospedaliera competono inoltre funzioni di ricerca e di aggiornamento permanente per medici e riabilitatori che si occupano di prevenzione, diagnosi e terapia dei disturbi della comunicazione.

L'Otorinolaringoiatria si ritiene impegnata a favorire lo sviluppo della Foniatria sia sul piano culturale che su quello degli interessi assistenziali.

Firmato: rappresentanti SIO (C. Calearo e D. Felisati)
e SIFEL (L. Croatto e O. Schindler)

International Association of Logopaedics and Phoniatrics (IALP)

La IALP è la prima associazione scientifica mondiale formale fra foniatri e logopedisti aperta agli esperti e ai professionisti interessati a "voce, parola, linguaggio". Va ricordato che all'epoca della sua fondazione (1924) non esistevano né medici specializzati in foniatria né riabilitatori diplomati o laureati in logopedia.

Inizialmente la maggior parte degli iscritti era costituita da medici che si occupavano di foniatria; con il passare degli anni è poi aumentata la presenza dei logopedisti che nell'ultimo ventennio rappresentano la quasi totalità degli iscritti.

Dalla sua fondazione, la Società si è riunita ogni due anni dal 1924 al 1936, e dal 1950, dopo la pausa della seconda guerra mondiale, ogni tre anni. Ad essa aderiscono oggi 24 associazioni nazionali di logopedia e foniatria, e tra esse l'ASHA (American Speech and Hearing Association) e l'UEP (Union of European Phoniatricians). Il CPLOL (Comité Permanent de Liaison entre Orthophonistes Logopèdes de la CEE-LSTL), pur non essendo membro aderente, negli ultimi anni è diventato frequentatore assiduo di questa organizzazione. Ci sembra utile seguire l'attività della Società ripercorrendo sinteticamente i punti salienti dei 24 congressi tenutisi nel secolo scorso.

Congresso di Vienna, 1924

Per iniziativa di Emil Froeschels (allievo del famoso professore viennese Victor Urbantschitsch) viene fondata nel 1924 la IALP. I partecipanti appartengono quasi totalmente all'area linguistica tedesca (Austria, Germania, Svizzera, Cecoslovacchia). Fra i fondatori anche l'italiano G. Ferreri. Come primo atto si cita la commemorazione di Herman Gutzmann di Berlino, conosciuto come "Vater der Stimm und Sprachteilkunde" (padre della vocologia e della verbalità), morto due anni prima.

Relazioni principali:
* afasia;
* misura dell'intelligenza con particolare riguardo alla parola;
* afasia associativa;
* intervento della scuola per i logopatici;
* clinica e terapia delle disfonie.

Congresso di Vienna, 1926

Al Congresso partecipano anche studiosi inglesi e olandesi e viene decisa un'estensione dell'associazione ai Paesi non tedescofoni.

Relazioni principali:
* turbe motorie centrali con particolare riguardo alla parola;
* nuovi metodi elettrici per lo studio di voce e parola;
* verbalità e turbe psichiche.

Congresso di Vienna, 1928

Viene presa la decisione di pubblicare una rivista ufficiale autonoma. Partecipano fra gli altri P. Weiss, M. Seeman, G. Ferreri.
Relazioni principali:
- necessità di una nomenclatura unitaria per la fisiologia, la patologia e la pedagogia della voce;
- significato delle tipologie per l'insegnamento dell'articolazione verbale e della voce (Froeschels e Jellinek);
- la formazione dei maestri di canto e di dizione.

Congresso di Praga, 1930

La scuola di Praga presenta con Seeman una relazione "Gehör und Sprache" sottolineando l'immensa importanza fra udito e parole. Viene decisa la partecipazione ai futuri congressi anche di maestri di canto per dimostrazioni pratiche.
Vengono presentati strumenti quali l'Oto-audion, il chimografo, le registrazioni grammofoniche, le piastre di legno intonate, l'oscillografo, lo spirometro.
Relazioni principali:
- medicina e pedagogia speciale;
- la chirurgia fonetica delle vie aeree e digestive superiori;
- disordini funzionali.
Numerose le comunicazioni su fonetica, rotacismi e altre dislalie.

Congresso di Vienna, 1932

Segre e Tarneaud (Parigi) entrano nel board.
Relazioni principali:
- laringostraboscopia;
- esercizi uditivi e loro impiego;
- stato dell'organizzazione per combattere e prevenire le dislalie nei vari paesi
Vengono discussi anche l'educazione dei sordomuti (Ferreri e Soucek) e il sordomutismo (Seeman).

Congresso di Budapest, 1934

Entrano a far parte del board gli scandinavi.
Relazioni principali:
- reperti somatici nei balbuzienti;

- psicogenesi della balbuzie;
- sintomatologia della balbuzie;
- trattamento dell'afasia associativa.

Congresso di Copenhagen, 1936

Lingue ufficiali: tedesco, inglese, francese, italiano e danese. Nel board entra Mussakia.
   Relazioni principali:
- fisiologia della voce (Weiss);
- terapia della parola nella palatoschisi (Veau: chirurgia; Segre: protesi; Bering-Liisberg: logopedia).

Nasce la rivista Folia Phoniatrica, anno 1947

La rivista è l'organo ufficiale della IALP. Nel 1994 il titolo della testata viene modificato in "Folia Phoniatrica et Logopaedica". La rivista è pubblicata dalla casa editrice Karger (Basel e New York).
   Editor:
- E. Froeschels (New York)
- D. Guthrie (Edimburgo)
- F. Hogewind (L'Aja)
- F. Lotmar (Berna)
- J. Pressman (Los Angeles)
- Rethi (Budapest)
- R. Segre (Buenos Aires)
- L. Stein (Londra)
   Redattori:
- R. Luchsinger (Zurigo)
- M. Seeman (Praga)
- J. Tarneaud (Parigi)

Congresso di Amsterdam, 1950

È il primo congresso dopo la seconda guerra mondiale. L'inglese diventa la lingua prevalente. S. Borel-Maisonny entra nel board; è presente anche A. Gemelli.
   Relazioni principali:
- stato della logopedia e della foniatria in vari Paesi (Segre);
- cambiamento della voce umana nella pubertà (Weiss);
- relazione fra condizioni di guerra e difetti di voce e parola (van Thal).

Congresso di Zurigo, 1953

Il IX congresso avrebbe dovuto tenersi a Milano-Stresa sotto la direzione di A. Gemelli (coadiuvato da M. Arslan). Nel board entrano J. Perello e L. Croatto.
Relazioni principali:
• disordini linguistici congeniti;
• fisiologia della voce umana (Luchsinger);
• analisi elettroacustica e problemi fisiologici ed estetici della voce (Gemelli, Sacerdote, Bellussi);
• audiologia e terapia di voce e parola.

Congresso di Barcellona, 1956

Vallancien e Perdoncini partecipano nella discussione sulla teoria neurocronassica.
Relazioni principali:
• studi sulla comparsa e sullo sviluppo della balbuzie;
• prognosi dell'afasia dell'adulto;
• amusia;
• esame psicologico di bambini sordi e particolarmente ritardati verbalmente.

Congresso di Londra, 1959

L. Croatto è vicepresidente del board; è presente anche G. Bruno.
Relazioni principali.
• eredità dei difetti di parola e voce (Luchsinger);
• difetti articolatori;
Fisiologia e patologia del velo palatino (L. e C. Croatto).

Congresso di Padova, 1962

Entrano nel board H. Damste (Olanda), P. Bloch (Rio), I. Kirikae (Giappone). La IALP ottiene il riconoscimento ufficiale della WHO (World Health Organisation) e lo stato consultivo con l'UNICEF.
Relazioni principali:
• ricerca moderna in foniatria sperimentale;
• disfonia funzionale (J. Perello);
• procedure diagnostiche nei disturbi uditivi infantili.

Congresso di Vienna, 1965

Relazioni principali:
* ritardo dello sviluppo linguistico;
* disfonia spasmodica;
* trattamento della balbuzie.

Congresso di Parigi, 1968

Partecipano N. Von Leden e O. Schindler. A Sonninen (Helsinki) dirige il comitato di Terminologia. Nel board compaiono B. Fritzell (Göteborg) e E. Sedlackova (Praga).
Relazioni principali:
* cluttering;
* studio radiologico della fonazione;
* rieducazione della parola nel bambino ritardato mentale (S. Borel-Maisonny et al.).

Congresso di Buenos Aires, 1971

Sono presenti 1400 partecipanti! Tra questi De Quiros e Isshiki. Nel board entrano E. Loebell e J.C. Lafon.
Relazioni principali:
* controlli obiettivi della terapia foniatrica e logopedica nel mondo (R. Segre);
* behaviour theory, behaviour therapy e deviazioni della parola.

Congresso di Interlaken, 1974

Entra nel board J. Hirshberg. A. Vallancien e A. Muller si occupano delle agenzie internazionali e W. Pascher dei report congressuali.
Relazioni principali:
* linguaggio e pensiero dal punto di vista piagettiano;
* diagnosi dei disturbi di sviluppo del linguaggio (De Quiros);
* approccio linguistico dello sviluppo del linguaggio;
* linguistica strutturale come base della logopedia (Bloch).

Congresso di Copenhagen, 1977

Entra nel board K. Butler.
Relazioni principali:
* valutazione dei risultati della terapia vocale (A. Vallencien);

- comunicazione non verbale umana;
- rieducazione dei bambini gravemente ritardati nel linguaggio;
- trattamento dell'afasia (M.Taylor-Sarno).

Congresso di Washington, 1980

Partecipano anche P. Kitzing e O. Schrager. Nel board entrano P. Biesalski, G. Cornut, T. Frint, S. Goorhvis, E. Kaiser.
Relazioni principali:
- programma di training in logopedia;
- programma di training in foniatria;
- recenti progressi in fonochirurgia (I. Issihki);
- problemi di parola, linguaggio e udito nei pluri-handicap.

Congresso di Edimburgo, 1983

Entrano nel board sister M. De Monfort, N. Kotby, B. Fex.
Relazioni principali:
- diagnosi differenziale nei ritardi di linguaggio;
- psicolinguistica (D. Crystal);
- dominanza cerebrale del linguaggio: un approccio neurolinguistico (Y. Lebrun);
- terapia dei disturbi vocali funzionali (P. Kitzing).

Congresso di Tokyo, 1986

H. Schutte vince il premio Garcia. Entrano nel board A. Novak, M. Sashima.
Relazioni ufficiali:
- fisiopatologia dei disturbi motori del linguaggio (H. Gregory);
- linguaggio universale e sintomatologia;
- trattamento dell'afasia;
- trattamento chirurgico precoce della palatoschisi e risultati (J. Psaume);
- insufficienza velo-faringea (J. Hirshberg).

Congresso di Praga, 1989

Entra nel board A. Pruszewicz. Paradis guida il comitato di afasia.
Relazioni principali:
- valutazione obiettiva della voce umana: aspetti clinici (M. Hirano);
- dominanza emisferica, suo sviluppo e relazione con gli aspetti neuropsicometrici dei disturbi verbali (A. Kertesz);

• riabilitazione della parola nei bambini con disturbi uditivi. Diagnosi, trattamento e riabilitazione (E. Soderpalm, O. Schindler).

Congresso di Hannover, 1992

Relazioni principali:
• educazione di base e successive in logopedia e foniatria (R. Lesser, B. Fritzell);
• disordini linguistici in età prescolare (S. Friel-Patti);
• terapia della disfasia dal punto di vista chirurgico, farmacologico e comportamentale (J. Bless, G. Cornut, F. Bouchayer, T. Harris).

Congresso del Cairo, 1995

La IALP ha ora 533 membri individuali, 59 società affiliate con un totale di circa 125.000 comunicologi di 37 nazioni. Entrano nel board J. Sadler e F. Sram.
    Relazioni principali:
• genitori e famiglie di bambini con disordini della comunicazione (L. Rustin);
• disfagia: valutazione e trattamento (J. Logemann);
• comunicazione aumentativa e alternativa: passato, presente e futuro (N. Alm, P. Parns).

Congresso di Amsterdam, 1998

Entrano nel board M. Behlau, S. Niimi, D. Battle.
    Relazioni principali:
• il bambino iperattivo (C. Gillberg);
• neuroimaging nella patologia evolutiva della parola e del linguaggio;
• efficienza dei trattamenti della voce, della parola e del linguaggio.

Dal 2000 a oggi sono stati tenuti congressi a:
• Montreal nel 2001;
• Brisbane nel 2004;
• Copenhagen nel 2007;
• Atene nel 2010.
    Il congresso del 2013 verrà organizzato a Torino.
    Le comunicazioni ai primi congressi (1924-1936) non sono mai state più di cinquanta; successivamente (1950-1998) il loro numero è sensibilmente aumentato arrivando fino a 560 al congresso di Amsterdam.

La Scuola di Padova

Il "Laboratorio di fonetica dell'Università di Padova", istituito nel 1943 per iniziativa di Michele Arslan in collaborazione con Carlo Tagliavini, direttore dell'Istituto di Glottologia, avvia una doppia attività di ricerca su temi fonetici e foniatrici.

Il *primo volume degli "Atti"* (1949) riporta scritti di Glottologia (C. Tagliavini, A. Cronia, T. Cappello e G.B. Pellegrini) e di Foniatria (M. Arslan, L. Cojazzi, G. Martini, A. Delaini e L. Croatto); il *secondo volume* (1952) riporta studi foniatrici di R. Luchsinger, S. Borel-Maissony, J.E. Fournier, L. Kantzer, L. Croatto, C. Croatto-Martinolli, G. De Vido, A. Delaini, G.B. De Stefani, P. Prevedello, A. Pozzan, R. Bruni, M. Marenzi, e il *terzo volume* (1959) scritti di M. Arslan, L. Croatto, C. Croatto-Martinolli, R. Luchsinger, J. Calvet, M. Birague, H. Malhiac, J. Tarneaud, S. Borel-Maisonny, J. Perellò, H. Landolt, J.E. Fournier, G. Bellussi, M. Marenzi, D. Scuri, F. Cavezzani, A. Azzi, E. Pozza, G. Tahlheimer.

Alla dirigenza della Scuola si succederanno negli anni L. Croatto, G. Baldan e M. Rossi. Croatto, vincitore del concorso per professore associato in Foniatria, rientrerà nel 1982 in Clinica Otorinolaringoiatrica dove istituirà il "Servizio Autonomo di Foniatria". La direzione del servizio verrà successivamente assunta da M. Accordi (1988-1990) ed E. Arslan che trasformeranno il Servizio di Foniatria in Audio-Foniatria.

Nel 1954 i coniugi Croatto attivano a Padova l'"Istituto di Foniatria e Rieducazione Acustica" che prenderà poi il nome di "Centro Medico-Chirurgico di Foniatria" nella nuova sede di via Bergamo 10, inaugurata nel 1957 da A. Gemelli. Questa struttura privata ha ospitato sia il "Centro di Studio per le ricerche di Fonetica del CNR" nei suoi primi anni di attività sia, per oltre 21 anni, i corsi triennali teorici e di tirocinio pratico della prima "Scuola a Fini Speciali di preparazione per Tecnici di Logopedia" fondata nel 1969 da C. Tagliavini e L. Croatto presso la Facoltà di Lettere e Filosofia dell'Università di Padova.

La direzione viene affidata dapprima a C. Tagliavini e successivamente dal 1971 al 1990 a L. Croatto: quest'ultimo, nel 1982, la trasferirà presso la Facoltà di Medicina e Chirurgia. Sotto la sua guida conseguono il diploma 1137 allievi provenienti in buona parte da altre regioni italiane. Gli succedono E. Arslan, cattedratico di Foniatria, dal 1990 al 1996, e C. Angelini, cattedratico di Neuropsichiatria Infantile. Dall'ottobre 1996 la Scuola è divenuta *Diploma Universitario*.

Nel 1964 la facoltà di Lettere e Filosofia dell'Università di Padova istituisce il corso libero di "Fonetica" trasformato in insegnamento complementare l'anno successivo. L'incarico dell'insegnamento è affidato a L. Croatto che lo reggerà fino al 1983.

Nel 1970 per iniziativa di C. Tagliavini viene istituito il "Centro di Studio per le ricerche di Fonetica del CNR" presso l'Istituto di Glottologia e Fonetica dell'Università di Padova. La direzione viene affidata per oltre 20 anni a L. Croatto con il nucleo iniziale di tre ricercatori: U. Bortolini, E. Caldognetto-Magno e F. Ferrero; successivamente si aggiungono P. Cosi, L. Tonelli e K. Vagges, e successivamente negli anni E. Farnetani, A. Pelamatti, M. Panzeri, C. Zmarich e C. Avesani.

Nel 1980 è la volta della "Scuola di specializzazione di Foniatria" in Facoltà di Medicina e Chirurgia dell'Università di Padova, realizzata da O. Sala, mentre nel 1982 inizia il corso complementare di Foniatria per gli studenti del IV anno della stessa facoltà.

A partire dal medesimo anno il Centro comincia a pubblicare annualmente nei Quaderni i risultati di tutte le ricerche svolte, che spaziavano dalle descrizioni fonetiche, articolatorie, acustiche e percettive dei foni e delle caratteristiche prosodiche dell'italiano, agli studi anatomo-fisiologici della voce parlata e cantata in soggetti normali e patologici, dallo studio dell'acquisizione del linguaggio alle applicazioni tecnologiche, quali la sintesi e il riconoscimento automatico del parlato. Diretto da A. Zamboni, è stato a buon merito promosso "Istituto di Fonetica e Dialettologia del CNR". Questo particolare connubio ha conferito alla scuola di Padova un orientamento molto spiccato verso la ricerca, con particolare riguardo all'ambito della fonetica e della fonologia e con legami internazionali di notevole rilievo. I primi contributi della logopedia padovana assumono presto un impianto sistematico e attento alla metodologia, imponendosi all'attenzione per gli importanti risultati del percorso riabilitativo.

La formazione logopedica che negli anni è stata offerta dall'Ateneo patavino si è caratterizzata, da un lato, per l'enfasi data alle discipline linguistiche e, dall'altro, per una particolare attenzione all'interdisciplinarietà dei contenuti culturali e professionalizzanti. La sua particolare storia, che la vede dapprima nascere in Facoltà di Lettere, mantenere un legame stretto con il Centro Studi di Fonetica del CNR e infine aprirsi alle discipline neurologiche e neuropsicologiche, ha certamente arricchito il valore della disciplina logopedica e l'ha trasformata in un corpus di conoscenze che integra le scienze umane con quelle mediche e tecniche. Testimonianza di questo impegno formativo e di ricerca sono le centinaia di lavori di tesi che hanno esplorato aspetti fisiologici, patologici e riabilitativi nell'ambito della comunicazione, del linguaggio, dell'udito e della voce giovandosi dell'apporto delle discipline linguistiche, neurologiche, psicologiche e mediche specialistiche.

Non va dimenticato che, a partire dai primi anni, è stato cruciale il ruolo svolto dai docenti logopedisti, in primis Tina Zagarese, e successivamente, come nel resto del Paese, dai coordinatori didattici logopedisti e dai docenti delle materie professionalizzanti.

Nel panorama logopedico una peculiarità dell'Unione Logopedisti Italiani (ULI) è stata quella di sostenere l'identità professionale del logopedista come figura sanitaria, con funzioni specifiche di riabilitazione derivanti da una formazione universitaria. Questa impostazione concettuale, che caratterizza l'attività associativa degli anni seguenti, enfatizza il carattere clinico dell'intervento logopedico, che si diversifica da quello pedagogico derivante dalla storica esperienza dell'educazione dei bambini sordi.

Le rappresentanze logopediche negli anni aumentano di numero, con la nascita di associazioni regionali attorno ai poli formativi universitari (Associazione Logopedisti Piemontesi, Associazione Logopedisti Campani ecc.), che rimangono frammentate fino al 1989, data di fondazione della Federazione Logopedisti Italiani (FLI), nella quale confluiscono via via tutte le associazioni logopediche regionali o interregionali esistenti.

La Scuola di Torino

Viene fondata da R. Segre e G. Bellussi. Fin dal 1963 fa capo a O. Schindler, che organizza i primi corsi informativi di logopedia che sfocieranno progressivamente nella "Scuola diretta a fini speciali per tecnici di Audiometria e Fono-logopedia" e successivamente nel Diploma Universitario in Logopedia e nella Laurea in Logopedia. Analogamente vengono tenuti corsi informali di foniatria che evolveranno dapprima nella Scuola di Specializzazione in Foniatria e quindi nella scuola di Specializzazione in Audiologia e Foniatria.

La Scuola di Torino si dimostra particolarmente vivace nelle relazioni nazionali e soprattutto internazionali. O. Schindler è uno dei quattro fondatori dell'Unione dei Foniatri Europei (UEP) e per due mandati successivi entra nel board dell'International Association of Logopaedics and Phoniatrics (IALP) di cui è attualmente vicepresidente e organizzatore del prossimo XXIX Congresso che si terrà a Torino nel 2013. I. Vernero è socio fondatore dell'ALP, del Comité Permanent de Liaison entre Orthophonistes et Logopèdes de la CEE (CPLOL) e della FLI.

La Scuola di Torino organizza seminari nazionali di logopedia e foniatria tra i quali ricordiamo:

- il I Convegno Nazionale sull'Afasia (Firenze, 1989);
- il Master Amplifon in due periodi con copertura sistematica di tutti i settori della comunicologia (Milano, 1990);
- Il bambino che non parla (Torino, 1998);
- L'adulto e l'anziano che non parlano (Salsomaggiore, 2002).

Grazie alle buone relazioni internazionali e con il contributo essenziale dei logopedisti torinesi, fin dagli anni '70 vengono svolti numerosi congressi, seminari e corsi di aggiornamento in sede regionale:

- Corso sulla psicomotricità (B. Auconturier, 1977);
- Nuovi strumenti e metodi nella valutazione e nel trattamento dei disturbi della comunicazione, nel corso del quale sono stati presentati in modo formale e sistematico i principi del corpus dottrinale e del catalogo nosologico logopedico-foniatrico (O. Schindler, 1978);
- La cartella logopedica, modello di inquadramento formale dei soggetti con disturbi comunicativi (corredato da due volumi, rispettivamente per l'età evolutiva e per l'età adulta, con gli strumenti generali e specifici per la diagnostica clinica) (O. Schindler, I. Vernero et al., 1980);
- Nuovi orientamenti in fisiopatologia della comunicazione (P. Biesalski, M. Yana, 1980);
- Traguardi e strategie terapeutiche relative a disfonie, turbe del flusso verbale, dislalie meccaniche periferiche (presentazione del primo volume del Breviario di patologia) (O. Schindler, 1981);
- Nuove tendenze della psicolinguistica evolutiva (P. Calleri, 1981);
- Espressione corporea (N. Silva-Ytza, 1981);
- Nuovi orientamenti in fisiopatologia della comunicazione (G. Cordero, F. Le Huche, A. Moretti, J. Perello, G. Rossi, 1981);

- Il ritmo musicale (Z. Drezancic, 1982);
- Traguardi e strategie terapeutiche relative a sordità (V. Volterra, 1982);
- Nuovi orientamenti in fisiopatologia della comunicazione (M. Rossi, D. Cvejic, F. Frank, D. Kittel, P. Meazzini, A. Morgan, E. Battaglia, 1982);
- Il grafismo fonetico (A.V. Gladic, 1983);
- Traguardi e strategie terapeutiche relativi a disturbi comunicativi da encefalopatie organiche (presentazione del secondo volume del Breviario di patologia) (E. Desana, G. Capizzi, E. Ferrario, M. Molaschi, F. Bosio, S. Tech Alasia, M.L. Barberis, 1983);
- Corso di studio sulla lingua dei segni (D. Calleri, 1983);
- Trattamento riabilitativo dei disturbi del linguaggio (A. Basso, C. Perfetti);
- La foniatria mitteleuropea (O. Von Arentsschild, M. Cannao, A. Gladic, J.C. Lafon, P. Meazzini, G. Moretti, A. Novak, W. Pascher, K. Sedlacek, A. Sonninen, I. Supacek, 1983);
- Sviluppo della comunicazione e dell'apprendimento devianti e normali (O. Schrager, 1983);
- Corso per l'apprendimento della Lingua dei segni (V. Volterra, 1983; USL 1-23 Torino);
- Updating comunicologico (G. Bellussi, S. Thurmer, C. Dinville, 1984);
- La comunicazione non verbale (P.E. Ricci Bitti, M.C. Caselli, A. Rivarola et al., 1984);
- XI Stage Italiano del metodo verbo-tonale, 1984;
- Seminario Internazionale: foniatria e logopedia oggi (A. Basso, P. Biesalski, D. Bouvet, D. Parisi, W. Pascher, A. Pruszewicz, J. Wolpe, 1984);
- La sindrome anartrica (presentazione del terzo volume del Breviario di patologia) (P.G. Strata, R. Rigardetto, V. Viano et al., 1985);
- Il grafismo (C. Siegert, G. Cossu, R. Eynard, C. Mellana et al. 1985);
- L'approccio behavioristico nella terapia della disfonie (M. Wellens, 1985);
- Updating comunicologico (E. Loebell, S.M. Gorhuis Brower, E. Kaiser, W. Sulkowski, M. Pachalska et al., 1985);
- Disturbi della lettura e della scrittura (G. Cossu, R. Eynard, A. Laudanna, 1986);
- Updating comunicologico (C. Perfetti, P. Buvenstein, A. Spicker-Henke, F. Heinemann, S. Biondi, M. Veyredeze, M. Jenge et al., 1986)
- Ritardi di comunicazione e linguaggi secondari e danno organico encefalico (presentazione del quarto volume del Breviario di patologia) (A. Oliverio, M. Mancia, R. Viale, 1987);
- Informatica e apprendimento (G. Baldi, P. Gasco, I. Vernero, M. Cavallo et al., 1988);
- Fisiopatologia della deglutizione (P. Bracco, I. Vernero, P. Cancialosi et al., 1991);
- Rieducazione tubarica (M.G. Buratti, 1991);
- Il metodo P.A.C.E. (M. Carlomagno, P. Rampone, 1992);
- La comunicazione nell'anziano (R. Degiovanis, C. Remond Besuchet, I. Vendreuve, E. Fabris, E. Ferrario, 1992);
- Fonetica nello sviluppo normale e patologico del linguaggio (V. Bortolini, 1992);
- Diagnostica per immagini (TAC, RMN, PET) (F. Bosio, E. Richetta, 1994);
- I performativi (C. Antoniotti et al., 1995);

- Forum permanente di fisiopatologia della comunicazione umana (A. Accornero, D. Aliberti, M. Cavallo, I. Del Grande, M. Di Modica, C. Gaveglio, P. Guglielmino, A. Manassero, L.Pagliero, P. Rampone, P. Steni, I. Vernero, M.T. Lerda, A. Boggio, A.A. 1995-1998).

"Il bambino che non parla", a Torino nel 1998, e "L'anziano e l'adulto che non parlano", a Tabiano Terme nel 2002, hanno rappresentato ancora una volta il punto fermo dello stato dell'arte per molti foniatri e logopedisti italiani e non solo piemontesi. D'ora in poi, con la nascita del sistema di Educazione Continua in Medicina, già nella fase sperimentale e a maggior ragione andando a regime, vede i logopedisti piemontesi in prima fila nella responsabilità scientifica e anche organizzativa di eventi formativi ormai in capo gestionale alle ASL e Aziende Ospedaliere, corsi e seminari svolti in modo prevalente in orario di lavoro, certificati e ben diffusi sul territorio della Regione, talvolta anche di respiro nazionale.

In particolare, dall'anno 2000 l'ALP ha promosso sul piano scientifico, di concerto con la SCU di Audiologia-Foniatria dell'Università degli Studi di Torino, i "Corsi di formazione continua per il personale logopedista del Servizio Sanitario Regionale Regione Piemonte", interamente finanziati dal SSR, obbligatori e accreditati. I corsi, gestiti inizialmente con il Dipartimento Universitario, sono poi rientrati nella gestione aziendale del più importante Ufficio Formazione della AOU San Giovanni Battista di Torino.

La formazione così pensata, oltre a rappresentare un elemento qualità nell'aggiornamento continuo dei logopedisti piemontesi, ha contribuito a creare un confronto tra i servizi di tutto il Piemonte, premessa per la creazione di reti dedicate ai percorsi di cura integrati su quadri patologici di priorità clinica in età evolutiva, adulta o geriatrica, quali ad esempio disfagie o disturbi di deglutizione, afasia, anartria o disartria, sordità, con particolare riferimento all'ambito oncologico, agli esiti di gravi cerebrolesioni, alle patologie cronico-degenerative o di particolare interesse per severità e incidenza quali i disturbi specifici di linguaggio e di apprendimento, disturbi di voce e sordità.

I percorsi formativi che la Regione ha contribuito a realizzare sono stati i seguenti:
- anno 2000: 1° Modulo, Disordini logopedici centrali in età adulta;
- anno 2001: 2° Modulo, Disordini logopedici centrali in età adulta: la disfagia;
- anno 2002: 3° Modulo, Gli impianti cocleari: stato dell'arte, corso ECM;
- anno 2003: 4° Modulo, Il controllo dei processi in logopedia;
- anno 2004: 5° Modulo, La comunicazione aumentativa alternativa;
- anno 2005: 6° Modulo, Vocologia;
- anno 2006: 7° Modulo, L'approccio pragmalinguistico in logopedia;
- anno 2007: 8° Modulo, Organizzazione del lavoro: programmazione e controllo dei processi organizzativi e produttivi in riabilitazione logopedica;
- anni 2008-9: 8° Modulo, I disordini di linguaggio in età evolutiva;
- anno 2010: 9° Modulo, Diagnosi precoce, abilitazione e riabilitazione logopedica delle sordità infantili.

A livello locale, con l'obiettivo di condividere i propri contributi anche con i colleghi e gli utenti delle altre Regioni, l'Associazione continua oggi a sostenere l'evoluzione della formazione e della pratica professionale e a promuovere iniziative volte a garantire l'informazione inerente il ruolo dei logopedisti nella gestione e nello studio scientifico dei disturbi di comunicazione, linguaggio e deglutizione. Tale lavoro si inserisce nel più ampio contesto federativo di cui, oltre che membro fondatore, l'Associazione ha svolto e svolge tuttora molti incarichi di responsabilità. Con l'avvento del nuovo sistema ECM regionale l'Amministrazione dovrà indicare se e come intende mantenere questo investimento di risorse e personale studiando formule di buon livello di messa a giorno delle conoscenze logopediche e interprofessionali, continuando a mantenere la necessaria integrazione fra servizi diversi rispetto ai differenti percorsi di cura.

La Scuola di Torino, operando in ogni settore della comunicologia, è anche diventata il riferimento nazionale in materia di deglutologia, con importanti riconoscimenti a livello europeo e internazionale. Nell'anno accademico 2004/2005 viene attivato il primo Master universitario di primo livello in Deglutologia (giunto nell'anno accademico 2011/2012 alla sua quinta edizione) e viene promossa la nascita del GISD (Gruppo Italiano di Studio sulla Disfagia), affiliato all'EGDG (European Group for Disphagia and Globus).

Capitolo 2
L'evoluzione epistemologica

Come ben emerge dagli antecedenti foniatrico-logopedici (Capitolo 1), fino agli ultimi anni dell'800 la comunicologia, sia come scienza che come professionalità, era quasi sconosciuta, praticamente prossima all'inesistenza. Una sola eccezione era rappresentata dall'educazione dei sordi (Tabella 2.1), praticata sporadicamente a partire dal Rinascimento e poi in via più sistematica in numerosi centri per sordomuti per lo più religiosi. La gestione dei sordi peraltro era totalmente svincolata da serie conoscenze scientifiche ed era effettuata al di fuori degli ambienti sanitari. Bisognerà arrivare fino a oltre la metà del '900 perché la presa in carico dei sordi profondi prelinguali passi nelle mani di otorinolaringoiatri, audiologi, foniatri e logopedisti.

Dalla Tabella 2.1 emerge (a grandi linee) come le attenzioni, le conoscenze e le abilità dei "comunicologi" nei confronti dei clienti comunicopatici percorrano la sequenza:

* voce;
* parola (*speech*);
* linguaggio;
* comunicazione;
* deglutizione.

Tabella 2.1. Evoluzione epistemologica degli interessi e delle competenze della foniatria e della logopedia

• **Agli inizi**   Voce: cantanti, laringectomizzati o laringopatici
• **Nella prima fase (fino alla prima guerra mondiale)**   Articolazione verbale (pronuncia) o parola
• **Nella seconda fase (fra le due guerre mondiali)**   Linguaggio verbale   Sordi (recuperando sul sistema scolastico)   Afasici   Oligofrenici
• **Nella terza fase (dagli anni '60)**   Comunicazione
• **Dagli anni '80**   Deglutizione

L'interesse iniziale esclusivo o prevalente dei professionisti, medici e non medici, lascia una traccia nelle denominazioni adottate:

foniatri
ortofonisti $\left.\right\}$ → dalla radice *foné* = voce

logopedisti → dalla radice *logos* = parola

Peraltro, quanto siano evolute sia la concezione che le singole conseguenze operative nelle differenti fattispecie, emerge da alcune condizioni, quale per esempio l'afasia (Tabella 2.2), ma ciò vale per quasi tutte le comunicopatie (sordità, "ritardi di linguaggio" ecc.).

È quindi chiaro che:
1. agli inizi ci si concentrava quasi esclusivamente sui prodotti dell'espressione esternamente coglibili;
2. ciò accadeva senza correlazioni sistematiche con:
   • i processamenti centrali;
   • gli input o impressioni sensopercettive;
   • l'educazione-cultura;
   • la comunicazione;
   • la qualità della vita;
   • gli olismi e le gerarchie degli individui.

È interessante osservare come il complesso di competenze foniatrico-logopediche fosse indicato nell'oggetto "voce, parola, linguaggio e udito" (in quanto può compromettere il linguaggio!). L'introduzione del *concetto di comunicazione* negli anni '60 del secolo scorso ha cambiato radicalmente l'epistemologia. Una sua definizione semplificata di "scambio di informazioni o messaggi fra due persone" ha portato a un allargamento delle visioni e pratiche comunicologiche (e più tardi deglutologiche) che ha permesso, prima in forma più incompleta e in seguito (fino ad oggi) in forma più evoluta, la redazione del corpus dottrinale, del catalogo nosologico, del profilo comunicativo (Tabella 2.3) e delle gerarchie comunicative (Fig. 2.1).

Tabella 2.2. Evoluzione del concetto e delle teleologie di afasia e della sua terapia

Seconda metà dell'Ottocento	**L'afasia è un sintomo***: con altri sintomi serve per la diagnosi delle localizzazioni, della grandezza e talora della natura dei processi patologici endocranici
Dall'inizio del Novecento	**L'afasia è un concetto clinico** di cui si considerano i soli aspetti diagnostici; sostanzialmente i 4 seguenti elementi definiscono il complesso sindromico: 1. perdita della comprensione dell'informazione linguistica vocale (afasia sensoriale) 2. perdita dell'espressione dell'informazione linguistica vocale (afasia motoria) 3. perdita della comprensione dell'informazione linguistica alfabeticamente scritta (alessia) 4. perdita dell'espressione dell'informazione alfabeticamente scritta (agrafia) Esistono numerose e differenti classificazioni L'afasico è considerato linguisticamente
Dopo la seconda guerra mondiale	**Il paziente afasico è un soggetto da recuperare**; il lato terapeutico presenta i seguenti aspetti: 1. le abilità da recuperare sono esclusivamente quelle linguistiche 2. la riabilitazione è individuale e viene effettuata solo con il paziente 3. solo l'afasico "cronico" viene trattato e solo a certe condizioni 4. traguardo della terapia è il ripristino delle abilità possibilmente allo status precedente
Dalla fine degli anni Settanta	**L'afasia è un problema sociale**; il reinserimento nella micro- e macrosocietà segue le seguenti linee: 1. traguardo della terapia è il riassestamento delle abilità con teleologie diversificate 2. tutte le abilità comunicative compromesse vengono trattate 3. le abilità comunicative sono più importanti delle abilità linguistiche (queste ultime possono anche essere completamente assenti ed eventualmente semi-trattate); le abilità per un buon rapporto con l'ambiente sono ancora più importanti delle abilità comunicative (queste ultime in singoli casi possono anche non venir trattate); il paziente in sostanza viene considerato da un punto di vista comunicativo ed eto-ecologico 4. la riabilitazione dei pazienti può essere singola o collettiva; anche i membri della famiglia, gli infermieri e altri operatori sanitari e ogni altra persona importante per il paziente vengono coinvolti nella terapia o almeno nel counselling 5. ogni afasico "acuto" o "cronico" viene trattato senza alcuna condizione preliminare

* Oggi l'afasia è di nuovo considerata solo come sintomo nella più grande sindrome del paziente cerebroleso (insufficiente encefalico) con compromissioni delle abilità corticali superiori o meglio con compromissioni delle abilità generali. Pertanto il concetto di terapia del paziente afasico evolve come segue:
• **concetto sintomatologico-linguistico:**
ripristinare nel paziente afasico le abilità compromesse di produrre e comprendere messaggi verbali orali o scritti;

↓

• **concetto comunicativo:**
riassestare il complesso delle abilità comunicative del paziente, linguistiche o non linguistiche, in modo da ottenere scambi di messaggi con qualsiasi mezzo naturale, assistito o artificiale (il ripristino delle abilità linguistiche non è più primario);

↓

• **concetto ecologico:**
riassestare il complesso delle abilità individuali (con prevalenza di quelle corticali superiori) in modo da ottenere la migliore interazione possibile con il mondo circostante eventualmente adattato con qualsiasi mezzo naturale, assistito o artificiale (il riassestamento delle abilità comunicative non è più primario).

Tabella 2.3. Il profilo di livelli e parametri comunicativi

Profilo comunicativo		
Livello delle relazioni interpersonali **– socioculturale** **– affettivo**	Altri Espressioni artistiche Anamnesi fisiologica e patologica Anamnesi sociale e culturale Ambiente (Agenzie sociali) Autonomie personali e sociali Attività ludiche Comportamento – volizione – intenzionalità Dinamiche affettive ed emotive Umore – sentimenti	

Livello integrativo o di processamento centrale
 – funzioni corticali
 superiori
	Altri
	 Coscienza – attenzione – concentrazione
	 Memorie
	 Apprendimenti curriculari
	 Logica – matematica
	 Strutturazioni spazio-temporali
	 Linguaggio
	     Livello testuale
	     Livello morfo-sintattico
	     Livello semantico-lessicale
	     Livello pragmatico
	 Interrogativo di base	

Livello espressivo, esecutivo, prassico	Canali espressivi
	   Mimico-gestuale
	   – Prassie
	   – Motricità di base
	   Grafico-plastico
	   – Prassie
	   – Motricità di base
	   Verbale-fonatorio
	   – Prassie
	   – Motricità di base
	 Motricità globale
	 Secrezioni
	 Escrezioni	

Livello impressivo, sensoriale, percettivo	Capacità sensoriali – Olfattiva – Gustativa – Kinestesica – Tattile – Uditiva – Visiva	Percezioni – Olfattiva – Gustativa – Kinestesica – Tattile – Uditiva – Visiva

> **Subfunzioni**
> per es. fonazione, buccalità, manualità

> **Abilità linguistiche**
> 1. contenenti o supporti fisico-chimici
> 2. contenuti semantici e lessicali
> 3. assemblaggi grammaticali e sintattici
> 4. circostanze, pragmatica, testualità

> **Comunicazione** o abilità di cambiare messaggi e informazioni e performatività o intenzionalità comunicative
> – non verbale
> – verbale

> **Abilità propedeutiche alla comunicazione**
> 1. sensopercezione
> 2. practomotricità, secrezioni, escrezioni
> 3. processamento centrale (neuroendocrino-immunitario)
> 4. relazioni interindividuali (duale e plurale) affettive e socioculturali

> La **prestazionalità generale** o paniere di abilità concernenti prevalentemente la propria persona, che ne quantificano in qualche modo il grado di evoluzione e/o di sofisticazione
>
> (Basic skills, varie scale di abilità – per es. Portage)

> **Condizioni di base genetiche** delle strutture anatomiche delle grandi funzioni che garantiscono l'essere in vita (per es. metaboliche, respiratorie, cardiocircolatorie, alimentari, immunitarie, motorie)

Fig. 2.1. La piramide dei fattori inerenti la comunicazione

Il corpus dottrinale

- *Vociferazione o fonazione o produzione della voce (vocologia) da parte delle corde vocali:*
  - funzionamento della laringe e delle connesse strutture del mantice polmonare e delle cavità di risonanza;
  - voci alternative, vicarianti, sostituite o supportate da protesi;
  - voce artistica.
- *Articolazione verbale o pronuncia (speech) o produzione di fonemi o unità minime della lingua parlata:*
  - fonetica e fonologia;
  - connessioni con la buccalità o insieme delle funzioni buccali (senso-percettive, practomotorie, alimentari, respiratorie, costruttive/distruttive, intelligenti, edonistiche, sessuali, socio-culturali ecc.).

- *Deglutizione (swallowing) o deglutologia:*
  - fasi di preparazione extrabuccale e intrabuccale del bolo, fase orale, fase faringea, fase esofagea, fase gastrica;
  - neonatale, infantile, adulta;
  - alternativa, vicariante.
- *Competenza linguistica o verbale (language):*
  - lingue vocali e segniche;
  - competenze indotte (lettoscrittura, dattilologia, Braille, *cued speech*, ecc.);
  - semantica-lessico, morfo-sintassi, pragmatica, testualità.
- *Comunicazione (communication):*
  - non verbale/verbale;
  - intenzioni comunicative (performativi);
  - grafica, plastica, pantomima, mediante fenomeni sonori, mediante protesi (comprese le telecomunicazioni).
- *Apprendimenti curriculari con particolare riguardo alla lettoscrittura e al calcolo.*
- *Fluenze:*
  - dell'espressione linguistica vocale;
  - di altre abilità complesse finalizzate.
- *Rapporto interpersonale:*
  - dualistico (empatico, affettivo);
  - plurale (socioculturale).
- *Miscellanea (per esempio, musica).*

Il catalogo nosologico

1. Le *disfonie* (afonie) e turbe della vociferazione:
   - infantili, adulte, senili;
   - le disodie (voce artistica);
   - nei professionisti della voce;
   - nei laringectomizzati.
2. Le *dislalie* o alterazioni della pronuncia:
   - meccaniche periferiche;
   - evolutive, fonologiche;
   - in soggetti oligofrenici o con insufficienze encefaliche.
3. Le *disfagie* o alterazioni della deglutizione:
   - fetali, infantili, adulte, senili;
   - in soggetti con malocclusioni dentarie, con oligofrenia, palatoschisi, turbe neurologiche, meccaniche postoperatorie;
   - alimentazioni vicarianti alternative con protesi.
4. Le *disfluenze* o turbe del flusso verbale, balbuzie, *tumultus sermonis* ecc.
5. Le *afasie* (afasiologia) o turbe della codificazione e decodificazione comunicativa.

6. Le *disartrie* o turbe da alterazioni del primo motoneurone:
   - paralisi cerebrali infantili;
   - encefalopatie dell'adulto.
7. *Turbe comunicative negli oligofrenici*:
   - in età evolutiva (per esempio, sindrome di Down, meningoencefaliti):
   - demenziali (Alzheimer, multinfartuali ecc.).
8. *Turbe comunicative nella sordità*:
   - prelinguale;
   - postlinguale.
9. *Disturbi dell'apprendimento curriculare*:
   - dislessie;
   - disortografie;
   - discalculie.
10. *Turbe comunicative da inadeguatezze socioculturali*, specie nei migranti.
11. *Turbe comunicative da alterazioni della relazione duale* (autismo ecc.).
12. *Miscellanea*.

Molto importante si è dimostrata la separazione fra corpus dottrinale e catalogo nosologico: il *corpus dottrinale* infatti indica la competenza-conoscenza delle singole funzioni che interessano le nostre specialità e pertanto basicamente la fisiologia e le sue devianze non patologiche, le evoluzioni, le involuzioni, i correlati:

- competenze linguistiche;
- competenze comunicative;
- competenze neurologiche centrali;
- competenze auxologiche di strutture e funzioni;
- competenze in fisica acustica e analisi elettroacustica.

Il *catalogo nosologico* indica invece le patologie, e a questo riguardo ricordiamo che non necessariamente i nostri clienti sono *pazienti*, cioè portatori di una patologia, ma possono avere esigenze di conoscenza o miglioramento delle loro funzioni anche se non patologiche, come per esempio artisti, professionisti e altri.

Nell'ambito del catalogo nosologico esistono complessi professionali di base, di competenza sanitaria esclusiva, irrinunciabili per conoscenze e abilità gestionali, che riportiamo qui di seguito (gli asterischi indicano l'importanza relativa dei vari settori):

- la *sordità* e in particolare la sordità prelinguale (***);
- le *insufficienze encefaliche dell'adulto*, in particolare afasie, anartrie, demenze(***);
- le *insufficienze encefaliche in età evolutiva* o disturbi oligofrenici o prestazionali generali sia genetici che acquisiti (***);
- le *compromissioni della deglutizione* (***);
- i *disturbi fonologici e comunque le dislalie* (**);
- i *disturbi specifici dell'apprendimento* (in particolare le dislessie) (*);
- le *turbe della fonazione, dell'eufonia e dell'euodia* (**).

Il profilo comunicativo indica in particolare gli aspetti sensoriali, prassici, di processamento centrale e dei rapporti interpersonali che devono essere conosciuti e indagati (eventualmente trattati in ogni cliente, tenendo conto delle gerarchie comunicative rappresentate dalla piramide, i cui gradini più bassi sono i più importanti).

Considerazioni a parte merita la *deglutologia*. Sono stati prevalentemente gli studiosi dei Paesi anglosassoni a sostenere per primi l'idea che a occuparsi della deglutizione dovessero essere gli esperti del linguaggio. La paternità assoluta va riconosciuta ai coniugi inglesi Karel e Bertha Bobath che, già all'inizio degli anni '50, ipotizzarono – sulla base del loro "concetto di *feeding*"– che i problemi alimentari dei bambini spastici erano propedeutici a quelli articolatori verbali e che dovevano essere i logopedisti a "nutrire" i piccoli spastici con i loro specifici problemi di suzione, morso, masticazione e deglutizione.

Verso la fine degli stessi anni '50 sorgeva negli Stati Uniti un nuovo interesse per la deglutizione (Bosma) che, proseguendo negli anni '60 con nuove ricerche mediche (Barret, Hanson, Moyers ecc.), portava agli inizi degli anni '70 alla fondazione di corpora operativi specifici e differenziati da parte di alcuni *speech therapists* (Aronson, Garliner, Logemann).

Mentre Aronson iniziava a occuparsi della deglutizione prevalentemente in soggetti neurologici (seguito in modo molto più approfondito da Logemann), Garliner seguiva più specificamente i problemi della deglutizione infantile che determinavano malocclusioni dentarie e addirittura dava inizio a quella che, non senza brillanti abilità commerciali, sarebbe stata la "terapia miofunzionale".

Da circa 20 anni quindi le richieste professionali a foniatri e logopedisti di occuparsi dei pazienti con problemi di deglutizione sono progressivamente aumentate, prima negli Stati Uniti, poi in Inghilterra, quindi in Francia (nel '75-'76 alla Scuola di Logopedia di Marsiglia), in altri Paesi europei e in Italia (le prime comunicazioni della Scuola torinese risalgono agli inizi degli anni '80).

Per quanto concerne il quarto di secolo circa dell'esperienza torinese, è interessante notare come il lavoro iniziato in proprio sia stato successivamente confrontato con altre esperienze parallele coeve o antecedenti e si sia dimostrato del tutto omologo e similare.

Attualmente gli interessi per i problemi della deglutizione sono talmente pressanti da essere stati documentati non solo dal Corso di aggiornamento della Società Italiana di Foniatria e Logopedia al suo Congresso di Catania (1990), ma anche dal corso di Ancona (1989) promosso dall'Associazione Nazionale Logopedisti e dal XIII Congresso Nazionale di Aggiornamento AOOI (Anacapri, 1989), nonché da numerosi seminari dedicati all'argomento.

Nel 1990 è stato pubblicato il nostro "Manuale operativo di fisiopatologia della deglutizione" che ha rappresentato l'unica opera trattatistica italiana fino alla pubblicazione nel 2001 di "Deglutologia" (riedizione nel 2011); in questi lavori sono stati stabiliti alcuni punti fermi, in parte totalmente innovativi. Così, per esempio, è stata messa in rilievo la nuova branca della buccalità intesa come l'insieme delle funzioni che si svolgono nella cavità orale e nell'orofaringe. Nella fattispecie della deglutizione sono state sottolineate le diversificazioni in rapporto all'età:

• la *fetofagia* e la deglutizione prima della nascita;

- la deglutizione neonatale e infantile o *pedofagia*;
- la *deglutizione adulta*;
- la deglutizione senile o *presbifagia*.

Inoltre sono state portate a sette le fasi della deglutizione:

- anticipazione;
- preparazione extraorale delle sostanze da ingerire;
- preparazione del bolo;
- convogliamento orale del bolo ed elicitazione del riflesso della deglutizione;
- stadio faringeo;
- stadio esofageo;
- stadio gastroduodenale.

Nei due ultimi decenni sembrano essere stati acquisiti alcuni concetti essenziali, fra i quali:

1. il paziente con compromissioni o perdite di alcune funzioni comunicative o deglutologiche non necessariamente deve raggiungere il *ripristino* delle funzioni perdute o fortemente compromesse o l'*implementazione* di funzioni non esistenti precedentemente e da conquistarsi secondo le norme di soggetti non patologici e senza turbe dell'evoluzione, bensì possono essere progettati un *riassestamento* delle funzioni rimaste integre o non troppo compromesse oppure il raggiungimento del *migliore assemblaggio possibile dell'esistente*;
2. la gestione di un paziente può significare:
   - miglioramento (per esempio, ripristino delle funzioni compromesse);
   - mantenimento dello status;
   - rallentamento del deteriorarsi delle funzioni;
3. nella gestione di clienti e pazienti vanno osservate le gerarchie di importanza delle funzioni oggettivamente e secondo i desideri del soggetto trattato, in modo da garantire la *migliore qualità della vita* (QoL) possibile e/o desiderata;
4. foniatri e logopedisti, su un piano di assoluta parità professionale, hanno in comune lo stesso corpus dottrinale e catalogo nosologico. Peraltro spetta al foniatra stabilire l'eziologia di un eventuale stato patologico, la sua valutazione in rapporto ad altri elementi diagnostici, che esulano dalla comunicologia e dalla deglutologia, ai reperti di procedure specialistiche, e infine il trattamento farmacologico e chirurgico. Al logopedista spetta la diagnosi di natura e di entità delle compromissioni comunicologiche e deglutologiche, nonché la redazione di un profilo comunicativo e la valutazione dei suoi differenti settori, nonché ovviamente il trattamento abilitativo/riabilitativo. Di comune accordo la discussione del caso e gli orientamenti del piano di intervento;
5. l'introduzione di nuovi strumenti diagnostici (per esempio, fibroscopia, valutazione elettroacustica) è di pertinenza sia foniatrica che logopedica.

Capitolo 3
La professione

Cronologia

Storicamente la logopedia ha avuto in Italia i suoi precursori in coloro che si occupavano per svariate ragioni della produzione della voce e della corretta articolazione della parola: dai maestri di canto e di dizione ai maestri per sordi e ad altri educatori di minori portatori di handicap. Sostanzialmente erano persone che a vario titolo, in virtù del loro ruolo di insegnanti o di semplici cultori della materia, si ritrovavano in modo contingente a essere considerati degli esperti, talvolta addirittura il meglio che si potesse trovare relativamente alla voce, alla parola e al linguaggio; comunque i percorsi di recupero erano concepiti rispetto a specifici deficit soprattutto motori o sensoriali. Partendo poi dalle conoscenze dedicate all'età evolutiva, spesso accadeva che le stesse pratiche fossero estese alla cura e all'esercizio per disturbi che sembravano simili nell'adulto. In realtà alcuni soggetti che operavano in ambito neurologico procedettero in senso inverso, credendo di individuare in bambini, che per le cause più diverse parlavano male o non parlavano affatto, quadri e rimedi simili a quelli che in modo molto generico cominciavano a essere proposti ad adulti, per lo più affetti da disturbi neurologici acquisiti, da fisioterapisti o infermieri "prestati al linguaggio".

I concetti di disabilità/handicap e il conseguente svantaggio cominciano a farsi strada negli anni '70 quando si inizia progressivamente a concepire un modello di salute non più basato sulla semplice assenza di malattia. Generalmente lo schema di riferimento medico parte da una *noxa* che determina una lesione organica con conseguente disabilità e relativi svantaggi, in realtà *primum movens* non c'è solo la lesione organica, ma anche una relazione affettiva e culturale inadeguata che interagiscono fra di loro e che retroagiscono anche a partire dalla disabilità e dall'handicap (Fig. 3.1). L'evolvere tumultuoso delle conoscenze scientifiche e il riassetto dell'assistenza sanitaria in Italia producono nel 1978 una prima importante chiarificazione: con l'istituzione del Servizio Sanitario Nazionale (SSN, Legge 833/78) viene previsto che le prestazioni riabilitative rientrino fra quelle erogate direttamente dal SSN, citando in modo esplicito i vari attori della riabilitazione. L'anno successivo, con l'emanazione delle legge sullo stato giuridico del personale dipendente dalle Unità Sanitarie Locali (USL, Legge 761/79), viene sancita l'appartenenza dei logopedisti al solo specifico ambito sanitario, nel settore riabilitativo appunto. Quest'ambito – culturalmente un po' stretto

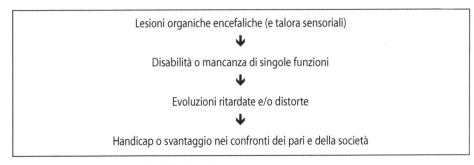

Lesioni organiche encefaliche (e talora sensoriali)

↓

Disabilità o mancanza di singole funzioni

↓

Evoluzioni ritardate e/o distorte

↓

Handicap o svantaggio nei confronti dei pari e della società

Fig. 3.1. Relazioni lesione-disabilità-handicap

per certi aspetti inerenti la storia e la provenienza dei logopedisti – si è rivelato un'importante diga in un Paese che, dal 1978, ha impiegato più di vent'anni per ridefinire le professioni sanitarie, e che a tutt'oggi non le ha ancora collocate in un sistema ordinistico, tanto discusso quanto necessario per poter essere, eventualmente, anche superato. Di professioni ausiliarie si parlerà comunque ancora, fino al 1984, quando con DPR n. 821 vengono attribuite le funzioni del personale riabilitativo, identificando gli addetti come operatori professionali di prima categoria (collaboratore o coordinatore).

Sono questi gli anni in cui lo *stato di benessere* – se così si può dire della persona – viene messo al centro di una medicina e di uno stato sociale che tenta di porre le sue basi su concetti nuovi:

- la prevenzione, la cura e la riabilitazione;
- l'organizzazione territoriale del Servizio Sanitario;
- lo scenario delle grandi classificazioni internazionali.

L'Organizzazione Mondiale della Sanità (OMS) definisce con alcune importanti tappe epistemologiche la classificazione delle malattie:

- la prima, rappresentata dall'*International Classification of Diseases* (ICD), stilata subito dopo la seconda Guerra Mondiale e attualmente giunta alla 10ª edizione (ICD 10), parte dal concetto che la sanità debba occuparsi sostanzialmente delle malattie (modello di malattia) e pertanto le classifica;
- l'*International Classification of Impairments, Disabilities and Handicaps* (ICIDH) (Fig. 3.2), pubblicata nel 1980, che implica che ogni malattia comporti anche una o più disabilità e conseguenti svantaggi;
- l'*International Classification of Functioning, Disability and Health* (ICFDH) (Fig. 3.3), la più recente (2002), che adotta una filosofia completamente nuova e considera le condizioni di salute (modello di salute) di un individuo in rapporto allo stato (funzionamento e disabilità) delle funzioni e strutture del suo corpo, *rispetto ad attività, partecipazione e contesto*.

In Italia, dal 1992 in poi, qualsivoglia considerazione e/o aspettativa di categoria va a collocarsi nel nuovo contesto normo-giuridico che ha rivoluzionato l'intera Pubblica Amministrazione e dunque il Servizio Sanitario Nazionale. L'evoluzione

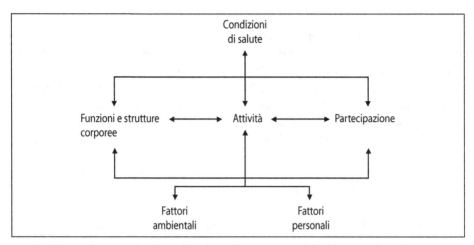

Fig. 3.2. ICIDH (*International Classification of Impairments, Disabilities and Handicaps*): come evolve il concetto in merito alle condizioni di salute

	Parte I Funzionamento e disabilità		Parte 2 Fattori ambientali	Fattori personali
Componenti	Funzioni e strutture corporee	Attività e partecipazione		
Domini	Funzioni corporee Strutture corporee	Aree di vita (compiti azioni)	Influenze esterne su funzionamento e disabilità	Influenze interne su funzionamento e disabilità
Costrutti	Cambiamento nelle funzioni corporee (fisiologico) Cambiamento nelle strutture corporee (anatomico)	Capacità a eseguire compiti in ambiente standard Performance: eseguire compiti nell'ambiente attuale	Impatto facilitante o ostacolante delle caratteristiche del mondo fisico, sociale e degli atteggiamenti	Impatto delle caratteristiche della persona
Aspetto positivo	Integrità funzionale e strutturale	Attività Partecipazione	Facilitatori	Non applicabile
	Funzionamento			
Aspetto negativo	Menomazione	Limitazione dell'attività Restrizione della partecipazione	Barriere e ostacoli	Non applicabile
	Disabilità			

Fig. 3.3. ICFDH (*International Classification of Functioning, Disability and Health*)

dell'intero sistema sanitario trova applicazione nel D.Lgs. 502/92 e successive modifiche, il cui asse portante è rappresentato dal processo di aziendalizzazione basato su concetti di autonomia organizzativa, amministrativa, patrimoniale e gestionale. Questa legge-quadro riordina la disciplina in materia sanitaria, successivamente definita dalla cosiddetta riforma ter (D.L. 229/99) e dal D.Lgs. n. 29/1993, prevedendo lo sviluppo della gestione delle risorse umane, il riordino della dirigenza, la separazione tra indirizzo politico e gestione, lo sviluppo dei criteri di efficienza, efficacia, economicità, la gestione per obiettivi, la verifica dei risultati e la privatizzazione del rapporto di lavoro.

Per quanto riguarda le risorse umane impegnate in questo progetto epocale, è con l'accordo del luglio 1993 che viene sancita la revisione dei modelli di contrattazione:

- il Contratto Collettivo Nazionale del Lavoro (CCNL) ha durata quadriennale per la parte normativa e biennale per quella economica;
- vengono istituiti due livelli contrattuali (nazionale e aziendale o territoriale);
- sono costituite le RSU (Rappresentanza Sindacale Unitaria).

Si avvia pertanto il processo di "aziendalizzazione", le USL vengono trasformate in Aziende Sanitarie (AS), distinte in territoriali (Aziende Sanitarie Locali, ASL) e ospedaliere (Aziende Sanitarie Ospedaliere, ASO), le prime erogatrici e acquirenti, le seconde esclusivamente erogatrici, dotate di "personalità giuridica pubblica, di autonomia organizzativa, amministrativa, patrimoniale, contabile, gestionale e tecnica".

Il concetto di managerialità, del controllo della spesa e della qualità dei servizi ha sicuramente messo in crisi una linea di rigide gerarchie professionali medicocentriche, dando respiro e riconoscimento a tutte le professioni sanitarie, che vengono come tali ridefinite e nominate nella Legge 42/1999 che sancisce, con il superamento delle norme del Testo Unico del '57 sullo statuto degli impiegati dello stato, la scomparsa delle professioni ausiliarie e relativi mansionari, l'affermazione delle professioni sanitarie senza distinzione fra quelle mediche e non. È questa un'affermazione di principio molto importante, anche per i logopedisti che si vedono riconoscere un ruolo insostituibile e responsabile, che contribuisce al funzionamento con tutti gli altri professionisti della salute del SSN. Da questo momento si va definendo il *corpus di norme* che contribuirà a definire e rendere intangibile da parte di altri lo specifico professionale, e che trova in un concetto dinamico e articolato la sua caratterizzazione.

Core professionale

Il campo di attività, autonomia e responsabilità del logopedista, in base a quanto stabilito dalla *Legge 26 febbraio 1999, n. 42* "Disposizioni in materia di professioni sanitarie" (in Gazzetta Ufficiale n. 50 del 2 marzo 1999) è determinato dalla normativa che segue.

Profilo professionale (D.M. 14 settembre 1994, n. 742)

[...]

Art. 2

L'attività del logopedista è volta all'educazione e rieducazione di tutte le patologie che provocano disturbi della voce, della parola, del linguaggio orale e scritto e degli handicap comunicativi.

Art. 3

In riferimento alla diagnosi e alla prescrizione del medico, nell'ambito delle proprie competenze, il logopedista:

a) elabora, anche in équipe multidisciplinare, il bilancio logopedico volto all'individuazione e al superamento del bisogno di salute del disabile;
b) pratica autonomamente attività terapeutica per la rieducazione funzionale delle disabilità comunicative e cognitive, utilizzando terapie logopediche di abilitazione e riabilitazione della comunicazione e del linguaggio, verbali e non verbali;
c) propone l'adozione di ausili, ne addestra all'uso e ne verifica l'efficacia;
d) svolge attività di studio, didattica e consulenza professionale, nei servizi sanitari ed in quelli dove si richiedono le sue competenze professionali;
e) verifica le rispondenze della metodologia riabilitativa attuata agli obiettivi di recupero funzionale.

La Legge 42/1999 prosegue il percorso di riconoscimento di quelle che da qui in poi saranno chiamate "*professioni sanitarie*" e ne determina l'esercizio professionale. Il secondo comma dell'art. 1 della Legge ribadisce che "il campo proprio di attività e responsabilità delle professioni sanitarie di cui all'articolo 6, comma 3 del decreto legislativo 30 Dicembre 1992 n. 502 [...] è determinato dai contenuti dei decreti ministeriali istitutivi dei relativi profili professionali e degli ordinamenti didattici dei rispettivi corsi di diploma universitario e di formazione post-base nonché degli specifici codici deontologici [...]".

Codice deontologico (FLI, 13 febbraio 1999)

[...]

Art. 8 - Atti professionali

L'assunzione in carico del paziente nella gestione terapeutica avviene in piena autonomia, sulla base delle competenze ed in conformità all'insieme degli atti professionali peculiari del logopedista. L'esercizio della professione si attua mediante i seguenti interventi logopedici:

a) bilancio
b) consulenza/counselling
c) educazione/rieducazione/riabilitazione

d) monitoraggio
e) osservazione
f) programmazione del trattamento/intervento
g) prevenzione
h) revisione del programma di intervento
i) semeiotica
j) testatura
k) valutazione/verifica dell'efficacia del trattamento/ della terapia.

La FLI fin dal 2004 ha promosso un lavoro di riflessione (sfociato in una pubblicazione nel 2010) che è riuscito a delineare l'identità culturale e le competenze che caratterizzano il logopedista, lungo il corso della sua evoluzione, dall'istruzione universitaria all'esercizio della professione. Tali competenze riguardano non solo le conoscenze che deve possedere, ma anche le abilità e i comportamenti che influenzano il suo agire professionale e la continua ridefinizione e aggiornamento delle competenze. Frutto della collaborazione di un gruppo di esperti, questo percorso ha definito l'insieme di valori che costituiscono la mission del logopedista come figura professionale, in campo normativo, deontologico e didattico, con un particolare riguardo alla formazione in Europa.

Ordinamento degli studi

La "Determinazione delle classi dei corsi di laurea per le professioni sanitarie" (DI 19 febbraio 2009, in Gazzetta Ufficiale n. 119, 25 maggio 2009), seguita dopo pochi mesi dalla "Determinazione delle classi delle lauree magistrali delle professioni sanitarie" (D.M. 8 gennaio 2009, in Gazzetta Ufficiale n. 122, 28 maggio 2009) viene a completare con i decreti attuativi quel processo di riforma avviato con il D.M. n. 270, contenente la parte tabellare sulla ripartizione dei Crediti Formativi Universitari (CFU) in corrispondenza degli ambiti disciplinari e dei rispettivi Settori Scientifico Disciplinari (SSD). La nuova normativa conferma diversi aspetti organizzativi e strutturali dei Corsi di studio avviati con i DU dei primi anni '90 e prima ancora con le Scuole Dirette a Fini Speciali negli anni '70. È stata favorita la definizione di Ordinamenti e Regolamenti didattici omogenei a livello nazionale per garantire alle rispettive professioni sanitarie livelli di preparazione adeguati alle esigenze assistenziali, riabilitative, tecniche e preventive del Servizio Sanitario Nazionale. Rimane comunque un margine per ciascun Ateneo di caratterizzare e rendere competitivo il proprio ordinamento degli studi facendo buon uso di una parte di CFU e con l'organizzazione di laboratori e tirocini.

A partire dal 1999, con il D.Lgs. 229/1999, il personale della sanità tutto è tenuto all'aggiornamento obbligatorio all'interno del sistema dell'Educazione Continua in Medicina (ECM). Il programma nazionale, dopo un periodo sperimentale partito nel 2000, e la cui gestione è ormai in progressivo passaggio alle Regioni, prevede obiettivi nazionali ai quali i programmi formativi devono rifarsi per poter essere riconosciuti validi ai fini dell'accreditamento e che vengono stabiliti dalla Conferenza permanente per i rapporti tra lo Stato, le Regioni e le Province autonome. Sono previsti sia macro-obiettivi, nei quali tutte le categorie professionali, aree e discipline possono riconoscersi, sia altri obiettivi più specifici e caratterizzanti. Con questa legge è stato quindi sancito che presupposto essenziale all'esercizio professionale è il continuo aggiornamento delle conoscenze, e pertanto i professionisti della salute in quanto tali e indipendentemente dal luogo di esercizio e dal regime in cui operano, sono tenuti e hanno diritto all'aggiornamento continuo caratteristico delle professioni *lifelong learning*.

I provvedimenti normativi emanati negli anni 2000 hanno ulteriormente definito e completato il percorso delle professioni della salute e, in particolare per quanto riguarda i logopedisti, preme ancora ricordare, in ordine:

- D.M. 27 luglio 2000 con cui vengono individuati i titoli pregressi di logopedia che danno titolo, in regime di *equipollenza*, all'esercizio della professione, all'accesso alla formazione universitaria successiva alla triennale, quindi a Master di primo livello e laurea specialistica;
- legge 251/2000 "Disciplina delle professioni sanitarie infermieristiche, tecniche, della riabilitazione, della prevenzione nonché della professione ostetrica", che interviene sulle condizioni di esercizio e sulla progressione professionale prevista con l'istituzione di servizi autonomi con *responsabilità dirigenziale* per tutte le aree del comparto. La legge fa più volte riferimento alla piena titolarità e autonomia professionale che, fin dalla promulgazione del decreto sul profilo professionale, i logopedisti hanno invocato, utilizzato e saputo tutelare quando necessario, proprio come caratteristica peculiare delle proprie attribuzioni, non come antagonismo o affermazione corporativa, ma come percorso di progressiva costruzione di identità professionale e dei valori che la contraddistinguono che li ha portati a divenire non più operatori ma professionisti appunto con quelle caratteristiche che la Costituzione attribuisce alla professioni liberali, appartenenti a una disciplina con piena caratterizzazione e identità scientifica e professionale;
- legge 43/2006 "Disposizioni in materia di professioni sanitarie infermieristiche, ostetriche, riabilitative, tecnico-sanitarie e della prevenzione e delega al Governo per l'istituzione dei relativi Ordini Professionali". Questo provvedimento dovrebbe diventare (l'iter è ancora in corso) il coronamento di più di 30 anni di faticoso e continuo lavoro per la definizione, la promozione e la tutela della professione. Gli Ordini che saranno istituiti dovranno essere organismi rivolti *in primis* alla tutela della qualità delle cure che il cittadino riceve e nel contempo dovranno operare per la promozione e il rispetto di norme chiare in merito all'esercizio della professione, alla sua tutela in modo funzionale e coerente con gli obiettivi del SSN e della qualità e appropriatezza dei servizi da questo erogati.

Cura e riabilitazione Box 3.1.

Consiste nel pianificare ed effettuare interventi/trattamenti riabilitativi di cui siano definiti gli obiettivi e i tempi. Si intendono per "trattamento" anche i percorsi individuali a intensità variabile che possono avvalersi di collaborazioni di diverse professionalità o supporti esterni.

Il "percorso di trattamento" prevede:
*   **stesura del progetto di intervento**;
*   **rimediazione, riabilitazione diretta** (con il paziente);
*   **rimediazione indiretta** (con strutture e agenzie);
*   **counselling** o **educazione terapeutica**.

Ogni passo di questo progetto si compie secondo modalità di relazione tra professionisti della salute, famiglia e paziente, guidate da principi di chiarezza, trasparenza e coinvolgimento.

All'interno del progetto riabilitativo, il programma riabilitativo definisce le aree di intervento specifiche, gli obiettivi, i tempi e le modalità di erogazione degli interventi, gli operatori coinvolti e la verifica degli interventi, in particolare:

1. definisce le modalità della presa in carico da parte della struttura riabilitativa;
2. definisce gli interventi specifici durante il periodo di presa in carico;
3. individua e include gli obiettivi da raggiungere previsti nel programma e li aggiorna nel tempo;
4. definisce modalità e tempi di erogazione delle singole prestazioni previste negli stessi interventi;
5. definisce le misure di esito appropriate per la valutazione degli interventi, l'esito atteso in base a tali misure e il tempo di verifica del raggiungimento di un dato esito;
6. individua i singoli operatori coinvolti negli interventi e ne definisce il relativo impegno, nel rispetto delle relative responsabilità professionali;
7. viene puntualmente verificato e aggiornato periodicamente durante il periodo di presa in carico;
8. costituisce un elemento di verifica del progetto riabilitativo.

Punti di forza in ambito logopedico

1. Uso di *procedure consolidate* dall'esperienza e dalla letteratura;
2. risposta al bisogno del paziente in modo *olistico*;
3. collaborazione in azioni con *équipe* multiprofessionali e multidisciplinari;

4. uso di *atti sistematici* (valutazione, bilancio, pianificazione del progetto, uso di strumenti di rilevazione degli esiti e altro);
5. *percorsi formativi* stabili e storicamente pregnanti.

Criticità in ambito logopedico

1. *Carenza* su tutto il territorio *di reti di servizi* foniatrico-logopedici specializzati e con congruo numero di personale e presenza di un *sistema al momento frammentato* e disomogeneo sul piano organizzativo;
2. *ridotto numero di logopedisti strutturati* (offerta) in risposta al numero di pazienti (richiesta) con conseguente:
   - aumento delle *liste d'attesa*;
   - *non immediata disponibilità* di presa in carico;
   - *non possibilità di congrua offerta di sedute* riabilitative;
   - *non omogenea risposta riabilitativa* nelle diverse zone residenziali;
3. *scarsa disponibilità di risorse* per una gestione *efficace* dell'ambiente di vita (strutture scolastiche, sociali ecc.);
4. ridotto tempo di lavoro da dedicare ad *aspetti gestionali e organizzativi*, parte integrante, accanto agli aspetti più strettamente clinici, del processo che ruota intorno al paziente;
5. necessità di *formalizzare gli atti* (verso una maggior visibilità) e unificare la *rilevazione di prestazioni* afferenti da parte di diversi servizi erogatori (servizi di RRF, servizi di Audiologia e Foniatria, Unità Semplici, servizi di NPI);
6. non completa corrispondenza dei codici relativi alle prestazioni;
7. necessità di condivisione di *strumenti gestionali e di controllo* (procedure, LG regionali, protocolli);
8. necessità di attento *monitoraggio di attività erogate da centri privati accreditati* (attenta valutazione della reale necessità degli atti erogati e della qualità di quanto erogato).

La Federazione Logopedisti Italiani (FLI)

Si è costituita nel 1989 riunendo tutte le Associazioni regionali e interregionali del territorio nazionale in seguito al movimento "associazionistico" volontario e senza scopo di lucro che ha caratterizzato, nella seconda metà del '900, tutte le professioni sanitarie non regolamentate attraverso il loro processo di professionalizzazione. La FLI ha così assunto un ruolo di "terzietà", con lo scopo di sostenere e tutelare la professione e i soci, presso i principali organismi istituzionali e politici a livello sia nazionale sia europeo; l'organizzazione federativa ha permesso di rendere visibile quanto di più attuale esiste nel panorama professionale nazionale. La Federazione è riconosciuta a livello nazionale in quanto rappresentativa della categoria (DPR del 28.4.2008), ed è in realtà l'unica forma associata presente in Italia che tuteli i logopedisti sul piano strettamente professionale.

Si riportano dal sito ufficiale della FLI alcuni importanti obiettivi:

- Vigilare sulla regolamentazione della professione richiedendo l'istituzione di un Ordine e di un Albo Professionale per la tutela dell'esercizio professionale e del cittadino che ne riceve i servizi, contrastando ogni forma di abusivismo professionale e prevedendo l'osservanza del Codice Deontologico.
- Contribuire alla composizione dei piani di formazione universitaria di base e postbase del Corso di Laurea di Logopedia.
- Promuovere l'accrescimento culturale e la ricerca, collaborando con le principali società scientifiche e individuando, a livello nazionale, gli obiettivi di formazione di logopedia e della categoria nel programma di Educazione Continua in Medicina.
- Creare rapporti di coordinamento e collaborazione multiprofessionale con Ordini, Collegi e le principali associazioni delle professioni sanitarie, nonché con le associazioni dei disabili.
- Gestire e certificare i propri iscritti per l'acquisizione dei crediti formativi previsti dal progetto ECM, aderendo al Consorzio per la Gestione dell'Anagrafe Professioni Sanitarie (CO.GE.A.P.S.).
- Negli ultimi vent'anni la FLI si è trovata a coprire un vuoto legislativo che dagli anni '70 ha contraddistinto il nostro settore; molte norme sono andate a colmare lacune culturali che tardavano a trovare posto nel quadro legislativo, ma lo scenario professionale è ancora incompleto: materie delicate come l'esercizio delle professioni della salute e criticità che riguardano l'osservanza dell'etica e della deontologia attendono ancora che il legislatore provveda nel rispetto dei cittadini utenti dei servizi sanitari e di quelli che erogano le prestazioni sanitarie.
- La Federazione in questi anni ha promosso costanti azioni per far crescere la professione e definire l'agire del logopedista. A partire dal 2003 è diventata centrale la promozione di efficacia, appropriatezza, affidabilità e quindi qualità dell'intervento professionale. Per questo fine sono stati creati gruppi di interesse specifico per l'individuazione di linee guida e raccomandazioni come strumenti operativi multidisciplinari e multi professionali, utili a uniformare i compor-

tamenti dei professionisti nei principali settori di intervento: i disturbi specifici dell'apprendimento in età evolutiva (dislessia, disortografia, calcolo) e l'afasia e la disfagia negli adulti. A questo proposito, lavorare nella direzione dell'appropriatezza ha significato anche combattere le forme di abusivismo professionale.

Capitolo 4
La formazione

Da quanto detto nei capitoli precedenti sulla situazione iniziale della professione in Italia possiamo datare le prime Scuole universitarie triennali per logopedisti ai primi anni '70, per lo più con sede nelle regioni settentrionali, sulla spinta di studiosi come Lucio Croatto a Padova (1969) e Oskar Schindler a Torino (1973).

Ciascun corso si connota prevalentemente con la/le specialità della cattedra a cui afferisce, quasi sempre Otorinolaringoiatria e in alcuni casi Audiologia, con la sola eccezione su tutto il territorio nazionale di Genova, che sin dagli anni '80 afferisce alla cattedra di Neurologia. Di fatto, le Scuole Dirette a Fini Speciali (SDAFS) create fino alla fine degli anni '80 erano per natura giuridica una diretta emanazione delle cattedre universitarie a cui afferivano e direttamente legate alla cattedra del Direttore. A tutto il 1981 esistevano SDAFS con sede presso le Facoltà di Medicina e Chirurgia di Padova, Milano, Torino, Ferrara, Pisa, Firenze, Roma, Napoli, Bari, Palermo, Catania, ed è in questo periodo che è emersa per la prima volta la necessità di mettere mano ai programmi di studio al fine di armonizzarli su tutto il territorio nazionale.

A distanza di anni osserviamo in prospettiva diacronica quanto siano stati importanti i princìpi di alcune leggi che hanno determinato cambiamenti radicali nel nostro ordinamento universitario, e quanto spesso queste leggi siano state superate o abrogate da norme susseguitesi in modo tumultuoso e spesso contraddittorio nel giro di pochi anni per volontà di qualche ministro.

La prima norma in ordine di tempo che ha riguardato la formazione universitaria dei logopedisti è stato il D.P.R. 162/1982 che ha operato per l'unificazione a livello nazionale dei contenuti di base dei programmi di studio. Questa legge universitaria ha influenzato indirettamente in qualche modo anche i Corsi regionali per terapisti del linguaggio che, in modo caotico ma molto diffuso, nascevano in quegli anni come "doppio canale formativo" rispetto a quello universitario.

Questo tipo di formazione, che fino al 1974 non era neppure a livello post-secondario, è stata molto importante numericamente (ciascun corso, trattandosi di corsi regionali di addestramento professionale, contava anche 50-80 iscritti per volta), ma non altrettanto per la qualità dell'insegnamento impartito. In realtà, la maggior parte di questi corsi contribuì in quegli anni a creare il mercato delle professioni dei cosiddetti "terapisti della riabilitazione". Tra questi, i famigerati "terapisti unici", che in tre anni di corso regionale ricevevano una sommaria preparazione in campo prevalentemente motorio, neuropsicomotorio, linguistico, occupazionale, arrivando in alcuni casi (in particolare in una Regione dell'Italia centrale) ad avere al 3° anno ben nove possibili indirizzi professionalizzanti. Va anche detto che, laddove i programmi di studio affrontavano in modo preciso e completo la disciplina, si sono avuti ottimi corsi triennali per terapisti del linguaggio, così come è avvenuto per molti anni a Bari sotto la guida di E. De Nicola. È proprio dalla Puglia che, fin dagli anni '80, deriva un ottimo esempio di buona pratica logopedica, con qualche estensione anche in campo foniatrico, sfociato nella creazione di una Scuola universitaria, ormai da anni Corso di Laurea di Logopedia, con forte specializzazione nel campo della sordità. Anche nelle Marche si forma fin dagli anni '70 un forte nucleo di logopedisti, per tradizione storica maggiormente orientati in campo pedagogico; la loro Associazione Nazionale Logopedisti (ANL), fino alla confluenza nella FLI alla fine degli anni '80, è stata una variegata e importante realtà italiana che ha il merito di aver aggregato figure alquanto eterogenee ma molto vive, come quelle di Facchini-Guidicini nell'area di Bologna e di Scoponi-Corsi ad Ancona.

Fu la successiva Legge 341/1990, la cosiddetta legge Ruberti dal nome dell'allora Ministro del neonato MURST (Ministero dell'Università e della Ricerca Scientifica e Tecnologica, soppiantato dal Ministero dell'Istruzione, e poi nuovamente denominato Ministero dell'Università, Istruzione e Ricerca) che, istituendo i Diplomi Universitari triennali, segnò per il nostro ordinamento un importante punto di svolta: titoli rilasciati dallo Stato con criteri chiari, esame finale con validità di esame di Stato abilitante alla professione, previsione della figura del tutor a livello universitario, libera circolazione del titolo a livello europeo. Tuttavia è una realtà di quegli anni la tendenza del legislatore a rinviare continuamente a successivi atti importanti "pezzi" di regolamentazione, come quelli, ad esempio, in tema di validità concorsuale del titolo di diploma universitario, o riguardanti la corrispondente definizione della qualifica negli ordinamenti del pubblico impiego e delle relative carriere e qualifiche nelle amministrazioni pubbliche. Non ultimo, va posto l'accento su un aspetto che non deve aver preoccupato il legislatore: sembra cioè che tutti i corsi di diploma universitario non corrispondessero a figure professionali di cui si sentiva l'effettiva necessità nel mondo della produzione e nel sistema economico, e non ci si è affatto preoccupati di creare frammentazioni e duplicazioni più funzionali alle vecchie logiche di potere che non al confronto con l'Europa e con il mondo del lavoro!

Così dal 1992 iniziano i corsi con ordinamenti universitari nazionali, ridisegnati nel 1996 a livello interministeriale da un "nuovo ordinamento", e i logopedisti vedono confermata l'importanza di un sistema di istruzione universitario. La questione normativa, carente in Italia fino a pochi anni prima, procede ormai per tutte le professioni sanitarie in vari campi, ma occorre precisare che ciò avviene – come spesso succede nel diritto italiano – più sul piano della norma e dei principi che su quello dell'attuazione pratica omogenea su tutto il territorio nazionale.

Nel 1994 la creazione dello specifico "settore scientifico disciplinare universitario" fa sperare di poter avere dei concorsi a cattedra specifici per la logopedia; l'illusione (per chi l'ha avuta) è stata di breve durata, perché si assisterà a un rapido accorpamento nell'attuale "MED 50 – Scienze tecniche mediche applicate", contraddistinto da interessi eterogenei e spesso di "sottobosco" universitario.

Il settore avrebbe dovuto interessarsi "dell'attività scientifica e didattico-formativa, nonché dell'attività assistenziale a essa congrua nel campo delle tecniche mediche applicate alla diagnostica per immagini e radioterapia, all'area critica e dell'emergenza, all'audiometria, all'audioprotesi e alla logopedia, all'odontoiatria e igiene dentale, all'oculistica e ortottica, all'ortopedia, alla podologia, all'igiene e prevenzione ambientale, nonché ad altri settori di scienze tecniche mediche applicate e nella metodologia e organizzazione delle professioni del settore". La creazione di uno specfico settore avrebbe dovuto porre in un sistema normale i presupposti per la messa a concorso di posti riservati ai vari ruoli della ricerca e della docenza universitaria per logopedisti e gli altri professionisti sanitari citati nella declaratoria. A distanza di una quindicina d'anni la situazione è ancora molto "fumosa": basti ricordare che di tutti i MED 50 messi a concorso in questi anni si è visto un solo posto di ricercatore assegnato a logopedisti, pochi (nell'ordine di meno di cinque unità) alle altre professioni, esclusi gli infermieri, e molti invece a giovani medici di area biologica e non clinica! Attualmente i settori scientifico-disciplinari sono oggetto di un'ennesima revisione, che ne vede drasticamente ridotto il numero, con due macroaree di interesse per le professioni, di cui una infermieristica riservata e l'altra onnicomprensiva.

Nella conduzione dei vari corsi di laurea triennale in logopedia, nella realtà – come spesso accade – sul piano dei contenuti le cose stanno andando meglio di quanto si sarebbe potuto immaginare: nella maggior parte degli Atenei i docenti logopedisti del SSN, in base alle intese Università-Regioni, hanno svolto sin qui un ruolo essenziale di docenza e tutoring. Il Ministero della Salute stesso sembra voler prevedere un percorso parallelo di riconoscimento di questi ruoli.

La Direzione Generale delle Risorse Umane e delle Professioni Sanitarie del Ministero della Salute ha presentato recentemente un disegno di legge riguardante la regolamentazione degli incarichi di docente nei corsi di laurea delle professioni sanitarie attribuiti a professionisti dipendenti di Aziende o Enti del SSN, trattandosi di uno degli obiettivi strategici del Dicastero. La proposta di provvedimento è finalizzata a valorizzare il ruolo e l'apporto dei docenti incaricati nei corsi di laurea delle professioni sanitarie in organico nelle Aziende Sanitarie, senza peraltro ledere l'assetto dei rapporti tra Regioni e Università che ha permesso l'ingresso a pieno titolo della formazione delle professioni sanitarie nel sistema accademico (con il terzo comma dell'art. 6 del D.Lgs. 502/1992). L'idea alla base della proposta è quella di perfezionare l'articolazione delle professioni sanitarie determinata dalla Legge 43/2006, prevedendo l'individuazione di una specifica "area funzionale della docenza" che sia speculare al percorso dei docenti universitari nei corsi di laurea delle professioni sanitarie. Progressivamente, il docente sanitario sarebbe confermato nell'incarico con verifiche dell'attività svolta.

In realtà in questo momento caratterizzato da numerosi interventi di riordino e riforma occorre vigilare perché gli ultimi adempimenti normativi di attuazione della Legge 270/2004 non finiscano con il mettere in crisi proprio gli insegnamenti professionalizzanti. Basti dire che a tutt'oggi non esistono altre forme di ruolo docente per i logopedisti che reggono gli insegnamenti professionalizzanti; questo fatto incide pesantemente anche sulla composizione dei Consigli di Corso di Laurea, all'interno dei quali i logopedisti sono scarsamente rappresentati.

Le riforme dell'Università in Italia

Sin dagli anni '70 si è sempre discusso nel nostro Paese prima di riforma della maturità e poi i quella dell'Università, spesso confondendo parziali riordini degli ordinamenti degli studi con quella che avrebbe dovuto essere una riforma strutturale, con importanti novità e una profonda revisione del ruolo docente e della ricerca, atta a garantire agli studenti un luogo dove possano trovare vere occasioni di mobilità sociale e territoriale e dotato di risorse economiche e strutturali.

Uno dei primi provvedimenti che hanno riguardato la logopedia italiana è stato il D.M. n. 509 del 3 novembre 1999, relativo al "Regolamento recante norme concernenti l'autonomia didattica degli Atenei". Questo provvedimento si colloca concettualmente sulla scia della citata Legge 341/1990 e introduce norme e regolamenti volti all'adeguamento ai principi di armonizzazione richiesti a livello europeo. Le successive leggi di riforma, soprattutto quella del ministro Moratti (Legge 270/2004), continuano e completano questo processo.

Legge 270/2004

L'ampio processo di armonizzazione a livello comunitario che informa la carta di Bologna (vedi Box 4.1) e i relativi accordi, è sfociato in Italia nell'ennesimo riordino universitario del settore, con un primo importante passaggio applicativo della Legge 270/2004 ("Modifiche al Regolamento recante norme concernenti l'autonomia didattica degli Atenei", Decreto n. 509 del 3 novembre 1999 del Ministro dell'Università e della Ricerca Scientifica e Tecnologica): la determinazione delle classi dei corsi di laurea per le professioni sanitarie (D.I. 19 febbraio 2009, in *Gazzetta Ufficiale* n. 119 del 25 maggio 2009) seguita dopo pochi mesi dalla determinazione delle classi delle lauree magistrali delle professioni sanitarie (D.M. dell'8 gennaio 2009, in *Gazzetta Ufficiale* n. 122 del 28 maggio 2009). Vengono definiti alcuni importanti presupposti, il più significativo dei quali è l'istituzione di un sistema di Crediti Formativi Universitari (CFU) (a cui in linea di massima corrispondono 25 ore di lavoro per studente), stabilendo la quantificazione annuale in 60 CFU e l'istituzione di due livelli, di 180 e 300 CFU, corrispondenti rispettivamente alla laurea triennale e alla laurea magistrale.

Vengono altresì create le Classi di Appartenenza, all'interno delle quali trovano collocazione i corsi di studio dello stesso livello, comunque denominati dagli Atenei, aventi gli stessi obiettivi formativi qualificanti e le conseguenti attività formative indispensabili.

Vengono stabiliti i requisiti di ammissione ai corsi di studio, espliciti e identici per tutto il territorio nazionale, e istituiti i Regolamenti Didattici di Ateneo e dei relativi Corsi di Studio per il buon governo del sistema.

La determinazione delle classi dei corsi di laurea per le professioni sanitarie e delle lauree magistrali viene a completare con i decreti attuativi quel processo di riforma avviato con il D.M. n. 270, contenente la parte tabellare sulla ripartizione dei Crediti Formativi Universitari (CFU) in corrispondenza degli ambiti disciplinari e dei rispettivi Settori Scientifico-Disciplinari (SSD).

La nuova normativa conferma diversi aspetti organizzativi e strutturali dei corsi di studio avviati con i D.U. dei primi anni '90 e prima ancora con le SDAFS negli anni '70. Favorita la definizione di Ordinamenti e Regolamenti didattici omogenei a livello nazionale per garantire alle rispettive professioni sanitarie livelli di preparazione adeguati alle esigenze assistenziali, riabilitative, tecniche e preventive del Servizio Sanitario Nazionale, rimane comunque un margine per ciascun Ateneo per caratterizzare e rendere competitivo il proprio ordinamento di studi, facendo buon uso di una parte dei CFU e con l'organizzazione di laboratori e tirocini. Attualmente sono in corso ulteriori evoluzioni riguardanti il settore dell'istruzione, previste dalle "Norme in materia di organizzazione delle università, del personale accademico e reclutamento, nonché delega al Governo per incentivare la qualità e l'efficienza del sistema universitario" (Legge 240/2010 di Riforma del sistema universitario, entrata in vigore nel gennaio 2011).

Fin dagli anni '90 la FLI si è attivata per fornire un concreto contributo nella ridefinizione dei contenuti ("core") della formazione e della professione, proponendo anche uno studio completo sull'argomento, frutto della riflessione di logopedisti italiani (compreso chi scrive) da sempre impegnati nella promozione e nella difesa della professione (FLI, 2010). Strumenti simili, già presenti presso le Facoltà di Medicina dei Paesi nord-europei, hanno richiesto diverso tempo per essere trasformati da elenchi di contenuti e argomenti da insegnare in obiettivi didattici ed educativi per gli studenti, ferme restando le peculiarità dei corsi di laurea triennale a forte valenza professionalizzante.

La "Carta di Bologna"   Box 4.1.

Dichiarazione di Bologna del 19 giugno 1999
Ad oggi è sottoscritta dai Ministri dell'Istruzione di 36 Paesi Europei che hanno deciso di armonizzare i percorsi di studio e i titoli rilasciati da ciascun Stato. Questo processo di *costruzione di uno spazio europeo dell'istruzione superiore in Europa* prevede l'adozione di un sistema basato su due cicli principali, con accesso al secondo dopo averne completato un primo di minimo 3 anni, con la classificazione di un sistema di crediti per favorire gli scambi fra gli studenti dei diversi Paesi europei.

Nonostante quanto sancito sul piano organizzativo e ordinativo, esiste una forte contraddizione in questa impostazione, dovuta al fatto che i 120 CFU della laurea specialistica di secondo livello non sono relativi all'approfondimento culturale del percorso svolto nel primo livello, ovvero non serviranno al logopedista, al fisioterapista, al dietista ecc. a promuovere e potenziare la propria conoscenza e competenza clinica rispetto al proprio specifico professionale. In realtà, aggregando tutte le professioni per approfondire elementi di *management* e conoscenze organizzative, successivamente spendibili nel settore direzionale dei servizi, si è dato per scontato che le professioni sanitarie non meritino l'approfondimento culturale specifico che è proprio delle lauree magistrali.

A questo proposito vanno anche rilevati alcuni aspetti sostanziali rispetto al problema della libera circolazione dei titoli di area sanitaria in Europa, visto e considerato che i logopedisti italiani sono gli unici a frequentare il secondo ciclo della propria formazione universitaria in comune con gli altri professionisti dell'area della Riabilitazione. Già in altra sede era stata evidenziata questa anomalia italiana nei confronti dei Paesi dell'Unione Europea, verso i quali abbiamo obblighi di reciprocità e vincoli di riconoscimento, e che, data la situazione, penalizzeranno pesantemente i logopedisti italiani (FLI, 2010, Capitolo 3).

Il bilancio che si può fare dal 2000 a oggi per quanto riguarda l'istruzione dei logopedisti, alla luce del processo di Bologna tuttora in corso e delle continue riforme degli studi in Italia, non è particolarmente chiaro e confortante. Non si vede un progetto di ampio respiro che su tempi anche medio-lunghi possa far immaginare un percorso di studi culturalmente valido, cioè una laurea magistrale che fornisca ai giovani una solida preparazione metodologica e l'attitudine alla ricerca, oltre ai necessari approfondimenti, eventualmente con delle specializzazioni, nei settori cruciali delle scienze della comunicazione e del linguaggio e del relativo recupero: l'afasia, la sordità, le compromissioni di natura neurologica, il linguaggio. Chi può ragionevolmente pensare, oggi, che le conoscenze necessarie possano esaurirsi in un ciclo di studi di base triennale o in un ulteriore studio di un anno, per esempio un Master, senza nessun carattere di obbligatorietà e con notevoli difficoltà pratiche di frequenza per chi è ormai inserito nel mondo del lavoro? Inoltre tutti i Paesi europei che negli anni '80 sono partiti da situazioni molto difformi si sono evoluti verso sistemi decisamente più consistenti in termini di crediti di formazione (FLI, 2010, Capitolo 2). In quegli stessi anni l'Italia partiva alla pari in termini di istruzione universitaria dei logopedisti, ed era logico pensare a un'evoluzione migliorativa, che invece è appena accennata dall'istituzione dei Master di I livello.

Master

Le Università italiane possono, nell'ambito della loro autonomia giuridica e con propri decreti rettorali, promuovere corsi di alta formazione e perfezionamento che provvedono allo sviluppo e alla formazione di competenze e capacità di livello

superiore, rilasciando attestati a coloro che li frequentano. Possono inoltre istitui-
re corsi di Master che rilasciano un titolo accademico di specializzazione.

I Master sono di I e II livello relativamente ai titoli di accesso richiesti. Al primo
possono accedere i laureati triennali (nonché i diplomati vecchio ordinamento e con
titoli considerati equipollenti Legge 1/2000 e D.M. 27 luglio 2000). Ai Master di II livello accedono invece i laureati magistrali e i possessori di lauree magistrali vecchio ordinamento (ex Legge 509/1999).

I Master sono diventati in questa fase l'unica possibilità per i logopedisti di ottenere un titolo accademico che garantisca una specializzazione in linea con la formazione di base; in questo modo è possibile ottenere, oltre ai 180 CFU di base, altri 60
CFU (pari a una sorta di quarto anno di studio) culturalmente in linea con il proprio
titolo professionale di partenza.

Dottorato di ricerca

Il Dottorato di ricerca rappresenta il più alto grado di istruzione previsto nell'ordinamento accademico italiano (art. 4 Legge 210/1998). Il corso fornisce le competenze necessarie per esercitare presso Università, Enti pubblici o soggetti privati attività
di ricerca di alta qualificazione. Il percorso formativo prevede la definizione e lo svolgimento di un progetto di ricerca sia attraverso programmi di didattica avanzata, sia
tramite l'approfondimento individuale, e in molti casi anche attraverso lo scambio culturale con altri Paesi. Il corso si conclude con l'elaborazione di una tesi finale condotta con metodo scientifico. Titolo analogo è presente nei sistemi universitari di molti altri Paesi (per esempio, il Ph.D., Philosophiae Doctor).

Rispetto a quanto detto, nulla vieterebbe l'istituzione di un corso di dottorato in
logopedia successivo alla laurea magistrale, come per qualunque altro corso di complessivi 300 CFU, ma in realtà sono molte le resistenze motivate da svariate ragioni,
quali:
• questo titolo di studio post lauream rappresenta un passaggio obbligato per intra-
  prendere la carriera accademica, che a tutt'oggi rispetto alla logopedia è praticamente inesistente;
• bisogna possedere una laurea specialistica/magistrale o una laurea del vecchio ordinamento o anche un titolo accademico conseguito all'estero e ritenuto idoneo, per
  accedere al corso di Dottorato: nuovamente si presenta l'anomalia italiana di un
  corso magistrale "per area" e non per "specifica disciplina", ovvero per "Scienze della Riabilitazione" e non per "Logopedia". In questo modo diventa impraticabile un
  corso che risponda ai criteri del nuovo Regolamento della Legge 240/2010 che prevede per l'individuazione delle aree di ricerca e studio del Dottorato "[...] settori
  i quali sviluppano una specifica, ampia, qualificata e continuativa attività sia didattica sia di ricerca adeguatamente riconosciuta a livello internazionale [...]";
• infine, non si può ignorare la situazione di profondo sottofinaziamento di tutta la
  ricerca italiana, che nulla fa sperare per le nuove discipline.

Allegato 1: determinazione delle classi delle lauree delle professioni sanitarie

Decreto Interministeriale del 19 febbraio 2009 pubblicato in Gazzetta Ufficiale, 25 maggio 2009 n. 119.

Classe di appartenenza: Classe delle lauree in professioni sanitarie della Riabilitazione (laurea di I livello)

[...]

Obiettivi formativi del corso di studi

Il corso di laurea della professione sanitaria del logopedista ha lo scopo di preparare operatori sanitari cui competono le attribuzioni previste dal D.M. del Ministero della sanità 14 settembre 1994, n. 742 e successive modificazioni ed integrazioni. L'attività dei laureati in logopedia è volta all'educazione e rieducazione di tutte le patologie che provocano disturbi della voce, della parola, del linguaggio orale e scritto e degli handicap comunicativi. Il corso di laurea del logopedista dura tre anni e gli sbocchi professionali per il laureato logopedista sono individuabili:

- in servizi nazionali e regionali per lo studio e l'organizzazione, l'applicazione e la verifica della prevenzione e della riabilitazione;
- negli handicap della comunicazione;
- nella partecipazione ad équipe multidisciplinari per l'elaborazione della diagnosi e dei piani terapeutici;
- in servizi, pubblici e privati, in regime di dipendenza o libero professionali;
- nella collaborazione con Centri di ricerca e di studio o istituzioni didattiche.

Per l'ammissione a un corso di laurea occorre essere in possesso di diploma di scuola secondaria superiore o di altro titolo di studio conseguito all'estero, riconosciuto idoneo.

Allegato 2: decreto ministeriale recante la definizione delle classi dei corsi di laurea magistrale delle professioni sanitarie

D.M. del 8 gennaio 2009 pubblicato in Gazzetta Ufficiale, 28 maggio 2009 n. 122.

Corso di Laurea Specialistica in Scienze della Riabilitazione

[...]

Obiettivi formativi del corso di studi

La laurea Magistrale in Scienze Riabilitative delle Professioni Sanitarie ha una durata di due anni.

Gli obiettivi del nuovo ordinamento, nel rispetto dei criteri espressi nel D.M. MIUR 270/2004, sono finalizzati a garantire una migliore conformità delle nuove figure professionali alle esigenze del mondo del lavoro, ad armonizzare il percorso formativo con gli Stati dell'Unione Europea e a rispondere agli accordi internazionali tra istituzioni formative e professionali e a soddisfare in modo adeguato i bisogni di salute e di continuità delle cure che si prospettano nell'attuale sistema sanitario.

Il piano degli studi prevede la revisione delle attività formative al fine di offrire un percorso integrato tra i diversi insegnamenti, gli obiettivi previsti e la qualità e l'efficacia dei programmi. I laureati della classe della Laurea Magistrale nelle Scienze delle Professioni Sanitarie della Riabilitazione possiedono una formazione culturale e professionale avanzata per intervenire con elevate competenze nei processi assistenziali gestionali, formativi e di ricerca in uno degli ambiti pertinenti alle diverse professioni sanitarie ricomprese nella classe (podologo, fisioterapista, logopedista, ortottista - assistente di oftalmologia, terapista della neuro- e psicomotricità dell'età evolutiva, tecnico dell'educazione e della riabilitazione psichiatrica e psicosociale, terapista occupazionale, educatore professionale). I laureati magistrali che hanno acquisito le necessarie conoscenze scientifiche, i valori etici e le competenze professionali pertinenti alle professioni nell'ambito riabilitativo e hanno ulteriormente approfondito lo studio della disciplina e della ricerca specifica, alla fine del percorso formativo sono in grado di esprimere competenze avanzate di tipo assistenziale e riabilitativo, educativo e preventivo in risposta ai problemi prioritari di salute della popolazione in età pediatrica, adulta e geriatrica e ai problemi di qualità dei servizi.
[…]

Allegato 3: tabella XVIII/ter Sez. B – Standard formativo pratico e di tirocinio

Viene qui riportato lo schema della tabella XVIII/ter Sez. B, pubblicata nel Decreto Ministeriale, 24 luglio 1996, in applicazione dell'art. 9, Legge n. 341/1990, e mai abrogata, che definiva in modo preciso i quadri patologici di competenza logopedica di cui gli studenti devono avere conoscenza ed esperienza pratica di tirocinio.

(*Questa norma mai abrogata, anche se scarsamente in uso, può rendere ragione dei contenuti di tirocinio dei corsi di Laurea di Logopedia che svolgono attività particolarmente accurate*).
[…] Lo studente per accedere all'esame finale deve aver partecipato con autonomia tecnico-professionale nell'ambito delle proprie competenze (D.M. 742/1994), con il continuo monitoraggio del tutore, ai seguenti atti:
1. eseguito valutazioni logopediche finalizzate alla impostazione del trattamento riabilitativo su almeno 20 pazienti in età evolutiva, 20 in età adulta e 20 in età geriatrica;
2. eseguito personalmente almeno i seguenti trattamenti (costituiti da almeno 15 sedute ciascuno) su:
   - 2 pazienti affetti da disfonia;
   - 2 pazienti con deficit del linguaggio da ipoacusia grave o profonda in età evolutiva;

- 2 pazienti con deficit del linguaggio da ipoacusia grave o profonda in età adulta;
- 1 paziente affetto da disfonia successiva a chirurgia della laringe;
- 1 paziente affetto da disturbi della parola da causa organica o periferica;
- 1 paziente affetto da disturbi della deglutizione;
- 2 pazienti affetti da ritardo del linguaggio specifici in età evolutiva;
- 2 pazienti affetti da ritardo del linguaggio secondario in età evolutiva;
- 2 pazienti affetti da afasia e disartria;
- 2 pazienti affetti da disturbi della lettura, della scrittura o dall'apprendimento in età evolutiva;
- 2 pazienti con disturbi della fluenza verbale;
3. partecipato alla stesura di almeno due diagnosi funzionali previste per la certificazione dell'handicap (Legge n. 104).

Capitolo 5
La logopedia in Europa

La collocazione della logopedia in Europa, come già ampiamente riferito nei primi tre capitoli di questo libro, è andata definendosi e affermandosi nell'ultimo secolo, con alcuni tratti comuni ai più importanti Paesi europei. In tutta Europa si è infatti affermata la richiesta di *figure specifiche* competenti negli ambiti del linguaggio, con necessità di una *formazione post-secondaria superiore*, più o meno lunga e articolata a seconda dei Paesi di appartenenza (la parola d'ordine negli anni '90, quando si è iniziato a parlare di libera circolazione dei titoli di studio in Europa, era "livello minimo BAC+3", cioè minimo tre anni di Università dopo la maturità). Ancora: in tutti i Paesi i logopedisti hanno iniziato a occuparsi dei deficit di linguaggio partendo dai bambini, per poi estendere il loro raggio d'azione a *tutte le fasce di età*, con la presa in carico degli anziani iniziata alquanto timidamente in Gran Bretagna e in Francia all'inizio degli anni '80, e poi diventata ovunque sempre più importante con l'allungarsi della vita media e il diffondersi di migliori aspettative di mantenimento e recupero del ruolo sociale dell'individuo, a qualunque età. Altri aspetti professionali sono stati più faticosamente raggiunti e diffusi, pur presentando anche attualmente differenziazioni dipese dalle coordinate storiche e politiche di ciascun Paese; per esempio, l'occuparsi da un punto di vista logopedico dell'*intero campo della comunicazione umana e non strettamente solo degli aspetti verbali e linguistici,* è una tendenza che ha permeato i Paesi e i Centri più avanzati fin dalla metà degli anni '70, sulla spinta della Scuola di Palo Alto (Watzlavitck, 1965), ma anche di scienze come la sociolinguistica (Bowlby, 1983; Bruner, 1989) e la psicolinguistica (Austin, 1962; e in Italia, Parisi, 1972). Queste tendenze generate dal mondo anglosassone hanno fortemente influenzato gli ambiti e i territori della professione in Gran Bretagna e Irlanda e nei Paesi del Nord Europa, per poi diffondersi ai Paesi Latini, che forse per affinità elettive avrebbero potuto rispondere prima e meglio.

Le nuove tendenze hanno determinato pesanti influenze sulla concezione stessa di logopedia, sulle competenze e sui compiti del logopedista in materia di vecchi e nuovi campi di interesse. Tutti i settori della riabilitazione ne sono stati influenzati: cambia l'atteggiamento riabilitativo nel recupero delle sordità e degli apprendimenti curriculari, ma cambiano anche gli interventi nel campo della prevenzione secondaria e dell'educazione sanitaria, nel campo estetico della vocalità o del miglioramento di funzioni (per esempio, la terapia miofunzionale in campo ortodontico), dell'impostazione della voce e dell'articolazione nell'uso professionale, fino alla rieducazione e riabilitazione di disturbi come quello autistico, degli esiti delle gravi cerebrolesioni acquisite e di altri importanti quadri invalidanti sul piano della comunicazione, del linguaggio e della deglutizione. Si è andato modificando il concetto stesso di rieducazione: dall'ambito educativo a quello rieducativo e via via a spazi sempre più ampi, dalla prevenzione all'abilitazione di funzioni precocemente intercettate come deficitarie fino alla riabilitazione e alla cura nel senso di *care* (ovvero di "prendersi cura").

Tutti gli ambiti citati afferiscono in modo naturale e completo al concetto di comunicazione e da un punto di vista professionale alle competenze dei logopedisti. Non così l'ampio settore della "deglutizione", che è entrato nel novero delle competenze logopediche per ragioni di ordine ergonomico e per una naturale estensione dei settori di studio e ricerca in considerazione delle già affermate competenze relative agli organi e alle funzioni della bocca e del collo. Ormai il settore, identificato secondo l'uso anglosassone con il termine di *deglutologia* (in inglese *swallowing*), è in continua espansione sia per entità dei problemi connessi alla deglutizione sia per numero di pazienti.

Queste tendenze, pur con le variabilità tipiche di culture e Paesi molto diversi anche a livello europeo, sono ormai diffuse nel nostro continente. Si può forse osservare, senza tuttavia generalizzare, come alcuni concetti non siano ancora del tutto acquisiti nei Paesi dell'Est europeo, con l'eccezione dei Paesi che si affacciano sul Baltico che sono tradizionalmente fra i più recettivi nel far proprie e sperimentare innovazioni profonde e coinvolgenti, anche sul piano professionale.

Coordinamento Permanente dei Logopedisti Europei (CPLOL)

In Europa, negli ultimi anni del '900, la logopedia coincide con la fondazione e le attività del *Comité Permanent de Liaison des Orthophonistes/Logopèdes de l'Union Européenne - Standing Liaison Committee of EU Speech and Language Therapists and Logopedists* (CPLOL/SLCSLT).

Il 6 marzo 1988, per iniziativa della Fédération Nationale des Orthophonistes (Francia), le Organizzazioni o Associazioni maggiormente rappresentative dei logopedisti degli allora nove Paesi della Comunità Europea firmarono a Parigi l'atto costitutivo di questa importante Organizzazione, il cui Presidente fondatore e vero leader fu per più di dieci anni Jacques Roustit, all'epoca presidente della FNO. Da quella data, i Paesi membri (che sono poi diventati 27, oltre ad altri che partecipano come membri osservatori) hanno dato vita a un osservatorio permanente sulla professione e i professionisti europei, liberi di circolare professionalmente tra i Paesi membri.

Il CPLOL è stato creato con lo scopo di armonizzare la professione sul piano europeo, creando uno strumento che permetta a coloro che vi aderiscono di:

- condividere le esperienze di ciascun Paese;
- individuare standard condivisi relativi alla formazione di base e continua;
- confrontare le pratiche professionali, i campi di attività, gli statuti, i codici deontologici;
- predisporre scambi culturali, scientifici;
- rappresentare le organizzazioni professionali aderenti presso le autorità politiche, parlamentari e amministrative europee e internazionali;
- promuovere la libera circolazione e il diritto a esercitare dei professionisti nei Paesi dell'Unione Europea;
- coordinare le condizioni di esercizio e l'equipollenza delle qualifiche;
- armonizzare le legislazioni professionali;
- favorire gli scambi scientifici e di ricerca, la formazione iniziale e permanente;
- studiare i regolamenti e le decisioni provenienti dalle istanze europee e sottoporre progetti e proposte;
- favorire lo scambio, l'incontro, il confronto tra i Paesi membri;
- fornire esperti in materia di logopedia a tutte le autorità politiche, parlamentari, amministrative o alle associazioni che ne facciano richiesta.

Gli *organismi* del CPLOL sono rappresentati da:
- un'Assemblea Generale, che si riunisce ogni due anni;
- un Comitato esecutivo;
- due Commissioni (Commissione Formazione e Commissione Ricerca e Prevenzione), cui partecipa un rappresentante per ogni stato membro, che trattano temi che vanno dalla formazione del logopedista all'attivazione dei lavori per la prevenzione dei disturbi della comunicazione mediante campagne europee di informazione. Le Commissioni di lavoro riuniscono tutti i Paesi membri e si incontrano almeno due volte all'anno.

Le lingue ufficiali del CPLOL sono l'inglese e il francese.

Il CPLOL ha in corso il riconoscimento come Organizzazione non Governativa (ONG), e a questo titolo è consultato su tutti gli argomenti che riguardano la logopedia nell'Unione Europea (vedi www.cplol.org per aggiornamenti).

La libera circolazione in Europa

Fin dal Trattato di Roma del 1959, l'eliminazione degli ostacoli alla libera circolazione di persone e servizi tra Stati membri è stato uno degli obiettivi della Comunità Europea, ora Unione Europea. Il meccanismo di riconoscimento professionale è stato impostato fin dal 1989 dalle Direttive 89/48/CEE e 92/51/CEE.

Per i cittadini degli Stati membri è stata garantita, tra l'altro, la facoltà di esercitare, come lavoratori autonomi o subordinati, una professione in uno Stato membro diverso da quello in cui hanno acquisito la relativa qualifica professionale. È previsto che gli Stati facciano riferimento ad apposite direttive per il reciproco riconoscimento dei titoli di studio prevedendo la garanzia, per coloro che hanno acquisito una qualifica professionale in uno Stato, di accedere alla stessa professione e di esercitarla in un altro Stato membro, con gli stessi diritti dei cittadini del Paese ospitante. Il professionista migrante per parte sua è tenuto al rispetto di eventuali condizioni di esercizio non discriminatorie che potrebbero essere imposte dallo Stato in cui intende esercitare, purché obiettivamente giustificate e proporzionate.

Nel 2005 l'Unione Europea ha approvato una nuova Direttiva sul riconoscimento delle qualifiche professionali per la libera circolazione dei servizi nel mercato interno. Rispetto alle precedenti proposte, questa Direttiva rappresenta un compromesso tra una iniziale spinta "liberista", orientata verso una deregolamentazione eccessiva, e una visione più equilibrata fra "apertura dei mercati, servizi pubblici, nonché servizi sociali e di tutela del cittadino". Nella norma si fa riferimento alla costruzione di una *piattaforma* utile ad armonizzare le diverse formazioni e denominazioni delle professioni presenti a livello europeo per passare da professione nazionale a professione europea: si fa riferimento quindi a una piattaforma professionale che riguarda tutte le professioni non già regolamentate a livello europeo, ma solo a livello nazionale[1]. La Direttiva parla del ruolo importante che gli Ordini, le Associazioni rappresentative e le Federazioni Europee dovranno avere per effettuare il coordinamento dei requisiti minimi; si fa inoltre riferimento al fatto che questi organismi potranno rilasciare *Carte Professionali* ai propri iscritti, con l'indicazione dell'intero curriculum, compreso l'istituto universitario di provenienza. La Direttiva Europea 2005/36 riguardante il regime generale di riconoscimento delle qualifiche aveva indicato un termine di due anni per la costituzione di queste piattaforme: nel caso non si fosse pervenuti a una definizione, professione per professione, era stato previsto che i singoli Stati avrebbero dovuto provvedere a porre propri requisiti di accesso. Da parte italiana si era fortemente orientati alla possibilità di concordare requisiti professionali minimi ai fini della libera circolazione dei professionisti in Europa. Il tema della regolamentazione attraverso la legislazione comunitaria sembrava finalizzato a obiettivi ambiziosi e assolutamente necessari per sancire:

– l'idoneità alla pratica della professione e gli standard della logopedia;
– la cooperazione e l'armonizzazione degli standard e l'innalzamento della qualità della formazione;
– la regolamentazione della professione in Europa;
– le competenze, nonché i codici etici e deontologici della logopedia in Europa.

In realtà la posizione dei partner europei all'interno del CPLOL è andata verso la scelta di non procedere al riconoscimento automatico dato da una piattaforma; questo sia per la marginalità del numero di logopedisti migranti all'interno dell'Unione, sia per la difformità ancora presente nei titoli formativi (dai 180 crediti universitari richiesti da alcuni Paesi per l'esercizio professionale, tra cui l'Italia, ai 240-300 di altri, con l'obiettivo del CPLOL di arrivare a 300 complessivi, come sancito dalla Risoluzione CPLOL n. 9 – Malmö, 2003).

---

[1] Il riconoscimento automatico in EU è previsto con appositi provvedimenti solo per le seguenti professioni: medico, medico-specialista, infermiere, dentista, veterinario, farmacista e architetto.

Attualmente la tendenza generale è, come in molti altri settori, di andare verso la semplificazione delle procedure e dei percorsi fra un Paese membro e l'altro, senza tralasciare peraltro un buon livello di armonizzazione dei programmi di studio, dei livelli standard di esercizio professionale e della formazione continua. Anche la revisione in atto della citata Direttiva procede in tal senso.

Per ulteriore approfondimento riportiamo nei paragrafi che seguono che completano questo capitolo i documenti prodotti in seno alle Commissioni e alle Assemblee del CPLOL su argomenti cruciali della professione:
1. Indicazioni per una pratica etica in logopedia;
2. *Position statement* del CPLOL sulla pratica clinica e il tirocinio nei programmi formativi di base della logopedia;
3. Minimo standard della formazione iniziale dei logopedisti dell'UE;
4. Progetto NetQues. Rete per l'armonizzazione degli standard e della qualità nei programmi di studio per logopedisti in Europa.

Indicazioni per una pratica etica in logopedia[2]

Introduzione

Il CPLOL ritiene che gli obiettivi della logopedia in Europa siano quelli di contribuire al benessere di tutti gli individui che accedono a questi servizi, in accordo con la Convenzione Europea sui Diritti dell'Uomo.

Vengono utilizzati vari termini nei diversi Paesi europei, ma in questo contesto abbiamo preferito il termine "pazienti" per includere tutti coloro che presentano disordini comunicativi, ai quali la logopedia fornisce servizi professionali. La struttura etica qui descritta è concepita per porre una base per lo sviluppo e l'aggiornamento delle linee guida e dei codici etici nazionali.

Si precisa che i codici etici per i logopedisti in tutta Europa dovranno contenere delle varianti che riflettono le specifiche condizioni di pratica di ciascun Paese. In ogni caso si stima che ci siano dei principi di base validi per ogni scenario e utili per la formulazione di più dettagliate linee guida locali.

In ogni Paese il codice etico terrà conto della legge nazionale, della regolamentazione applicata ai servizi sanitari e ai professionisti che vi operano, nonché del modo in cui la pratica clinica è organizzata. I codici si differenziano inoltre a seconda del fatto che siano stati concepiti come ordini, divieti, principi generali o una combinazione degli stessi. Stabilendo i principi etici di base ci si dovrà riferire ai principali doveri etici che ne derivano e alle aree più importanti in cui ci siano specifiche difficoltà da considerare nell'ambito della logopedia.

---

[2] *A framework for ethical practice in Speech and Language Therapy.* Adottato dall'Assemblea Generale del CPLOL, Torino, ottobre 2009.

Principi e doveri etici

L'approccio bioetico alla deontologia in sanità può essere descritto attraverso una serie di principi morali che danno vita ai processi decisionali e che possono essere sviluppati in codici più dettagliati che a loro volta riflettano lo specifico interesse della logopedia. Questi principi sono:

- aver rispetto dell'indipendenza e dignità degli individui;
- agire in modo da apportare un beneficio ai pazienti e migliorare la loro qualità di vita;
- evitare qualsiasi azione che possa nuocere ai pazienti;
- agire in modo equo e giusto verso individui e società.

Questi principi sono la base dei *comuni doveri etici verso i pazienti*, relativi a:

- ottenere il consenso informato dal paziente;
- mantenere la riservatezza;
- comunicare efficacemente;
- fornire pareri professionali onesti e ben fondati;
- agire all'interno dei limiti delle proprie conoscenze e capacità;
- agire nelle migliori intenzioni per il paziente;
- rispetto delle norme sociali, culturali e morali del luogo;
- mantenere una documentazione accurata, oggettiva e completa;
- agire sulle basi della evidenza scientifica e del consenso professionale;
- mantenere e sviluppare le proprie capacità lungo tutta la propria carriera;
- supervisionare efficacemente la parte della terapia che è stata delegata ad altri;
- lavorare all'interno di una struttura multidisciplinare e collaborare con altri professionisti.

Questi principi, che sono anche la base dei doveri della professione, del comportamento e della condotta, dipendono dalla capacità del professionista di compiere il proprio lavoro a beneficio del paziente. Questo si riflette:

- nel comportamento personale durante la seduta clinica e al di fuori di essa;
- nel mantenimento della reputazione personale;
- nell'evitare ogni azione che possa minare la professione nel suo complesso o ogni suo membro.

Il CPLOL riconosce che *questi principi potrebbero entrare in contraddizione* in alcune situazioni e che i logopedisti devono considerare l'interazione di diverse mansioni nel decidere come agire rispetto al singolo paziente. Questo potrebbe manifestarsi:

- nello scontro tra riservatezza e l'eventuale necessità di agire per proteggere un bambino o un adulto vulnerabile;
- nel caso in cui il paziente e i suoi parenti abbiano diversi punti di vista sul sé e sulla natura della terapia da applicare;
- nelle situazioni in cui la valutazione clinica del logopedista rispetto al singolo paziente sia in conflitto con la visione globale del servizio.

Nessun insieme di regole può risolvere tali problemi, dovrà essere il singolo logopedista a decidere quale principio predomina a seconda della situazione. Gli individui hanno bisogno di riconoscere la considerazione etica che è implicita in ogni prescrizione clinica, che dovrebbe mirare a riferirsi esplicitamente a questi comuni valori condivisi e praticati da tutti i logopedisti in Europa.

Sfide specifiche per la professione del logopedista

L'obbligo di diligenza di ogni logopedista verso i propri pazienti è di essere "responsabile" delle proprie decisioni, ma non potrà essere ritenuto tale per il risultato finale della terapia, in quanto ciò potrà andare al di là del controllo professionale per diverse ragioni.

Il CPLOL ritiene che vi siano particolari problemi etici nel *lavorare con* pazienti che hanno disabilità di comunicazione e con le loro famiglie. Questo potrebbe compromettere:

* la spiegazione dei risultati al termine della seduta;
* la decisione rispetto alla terapia o l'intervento da adottare;
* il consenso informato del paziente stesso.

I principi etici devono essere applicati con estrema cura e tenendo debitamente conto della difficoltà di comunicazione dei pazienti. Decisioni e terapie devono tener conto di fattori cognitivi e psicologici che potrebbero accompagnare i disturbi comunicativi. Dato che questi disturbi coinvolgono il paziente nel suo intero ambiente, le decisioni dovranno essere basate su tutti i fattori che influenzano il paziente in tale ambiente. È riconosciuto che vi siano specifici problemi etici e sfide nel fornire servizi di logopedia a pazienti e popolazioni che parlano lingue diverse. Inoltre, il logopedista deve considerare la capacità decisionale degli individui con cui sta lavorando e la loro capacità di dare un consenso informato. Questo problema può essere affrontato dalla legge dei singoli Paesi membri. Al di là del contesto giuridico, il punto di partenza dell'assunzione di capacità affonda le sue radici nei principi etici ed è fondamentale per garantire che questi individui siano trattati in tal senso. Il principio di responsabilità per la logopedia potrebbe essere quello di garantire che gli interlocutori siano consapevoli delle differenze tra mancanza di cognizione, difficoltà linguistiche, di comunicazione e capacità mentale. Bisogna anche considerare che il giudizio di capacità mentale può non essere formulato solo in relazione a una specifica circostanza e non è fisso. Qualsiasi decisione presa per conto di qualcuno che si considera privo di capacità di decidere per se stesso deve essere difendibile in linea con il principio di "miglior interesse" per quell'individuo.

Occorre inoltre tener presente che, in misura significativa, i logopedisti devono giungere a una decisione etica all'interno di un team multidisciplinare piuttosto che come singoli professionisti. Come tale, la logopedia deve riconoscere gli standard etici di altri professionisti e le successive decisioni devono espressamente tener conto dei potenziali danni e benefici dovuti a una gestione olistica dei casi. Alcuni logopedisti sono coinvolti in procedure che presentano un rischio specifico di danno al paziente, sia per manovre invasive sia per l'uso meno noto di tecniche terapeutiche o psicologiche. Queste richiedono:

* specifico consenso;
* training e competenze specialistiche (se non coperte dalla formazione iniziale);
* appropriata partnership con altri professionisti per assicurare che il rischio sia minimizzato e sia evitato un danno al paziente.

Queste situazioni saranno supportate da specifiche pratiche standard e procedure che risultano rilevanti nel setting clinico.

Conclusioni

La pratica etica va considerata una sfida per il nostro ruolo professionale e i logopedisti sono pertanto tenuti a riconoscere la dimensione etica delle loro decisioni cliniche. Obiettivo di questo documento è fornire una guida sul modo di approcciare la pratica etica per il singolo logopedista e per le organizzazioni di logopedisti. Inoltre esso rappresenta l'impegno del CPLOL rispetto alla pratica etica in tutta Europa.

Position statement del CPLOL sulla pratica clinica e il tirocinio nei programmi formativi di base della logopedia[3]

Introduzione

Gli standard educativi minimi del CPLOL forniscono Linee Guida circa i contenuti e l'organizzazione della formazione di base logopedica (SLT, *speech and language therapy*) (vedi la revisione degli standard minimi completata dalla Commissione Educazione e adottata dall'Assemblea Generale, Riga, 12 maggio 2007)

La dichiarazione si riferisce alle componenti pratiche e di tirocinio dei futuri logopedisti e include il lavoro clinico in ambiente sanitario ed educativo nonché in altri contesti lavorativi logopedici (in seguito "pratica clinica"). Tende inoltre a sottolineare l'importanza di qualità, quantità e posizione della pratica clinica durante la formazione logopedica iniziale.

La pratica clinica è l'elemento educativo grazie il quale gli studenti, sotto supervisione professionale, imparano a sviluppare e ad affinare le abilità logopediche specifiche, per integrare e applicare le conoscenze negli aspetti pratici della loro futura occupazione sviluppando la riflessione essenziale e gli strumenti della decisionalità clinica della pratica logopedica.

Nota bene: le modalità e gli strumenti professionali forniti dalla pratica clinica agli studenti non possono in nessuna circostanza essere sostituiti da studi puramente teorici.

---

[3] Formulato dalla Commissione Educazione. Adottato dall'Assemblea Generale, Torino, ottobre 2009.

Principi

La revisione del Minimum Standard for Education (adottato a Riga, 12 maggio 2007) afferma i seguenti principi di pratica clinica:

1. il programma deve integrare l'insegnamento teorico, insegnare le procedure metodologiche con la relativa sperimentazione delle applicazioni pratiche della teoria, includendo in modo sostanziale il tirocinio pratico;
2. il programma deve abilitare gli studenti ad acquisire e a dimostrare conoscenze generali in tutti i campi della logopedia, in modo da poter lavorare con ogni tipo di clienti di ogni età, con turbe comunicative e/o deglutitorie, anche come prevenzione di queste condizioni;
3. il programma deve rendere lo studente consapevole delle responsabilità legali ed etiche nel contesto della sua pratica professionale e dell'esigenza di operare in sicurezza ed eticamente.

Punti principali

Per assicurare la qualità dell'educazione logopedica iniziale è imperativo che la pratica clinica:

1. sia una componente obbligatoria della formazione iniziale;
2. sia parte sostanziale del programma educativo;
3. abbia luogo sotto la supervisione di logopedisti competenti ed esperti;
4. sia integrata da conoscenze teoriche e abbia luogo durante l'intero iter di studi;
5. sia sufficientemente varia per preparare lo studente a essere competente per ogni tipo di ambito professionale e di relazione; lo studente inoltre deve poter essere abile ad affrontare con competenza nuove situazioni nella pratica clinica.

Inoltre si sottolinea che:

- è perentorio che la clinica pratica sia una parte obbligatoria della formazione iniziale. Per essere un professionista esperto è di uguale importanza il padroneggiare le procedure metodologiche e pratiche così come la teoria della pratica logopedica;
- per acquisire e padroneggiare il nucleo delle procedure metodologiche necessarie a esercitare la professione logopedica, queste devono essere sperimentate ed eseguite frequentemente e in situazioni differenti, per permettere allo studente di generalizzarle e padroneggiarle completamente. La quantità della pratica clinica offerta allo studente deve essere sostanziale e sufficientemente variata perché si verifichi questo processo. Le attività di pratica clinica dovrebbero rappresentare come minimo un quarto del programma didattico;
- per assicurare la qualità della pratica clinica è di massima importanza che venga effettuata sotto la supervisione di logopedisti competenti e qualificati (cioè che possiedono un bagaglio di procedure, competenze e conoscenze logopediche per preparare lo studente per le sue future conoscenze/responsabilità).

Per raggiungere questi scopi:

- i supervisori clinici/tutori pratici devono essere approvati dall'università (presso la quale è effettuata la formazione iniziale);
- i supervisori clinici devono rendersi conto dell'importante ruolo che esercitano;
- i supervisori clinici devono avere un minimo di due anni di esperienza professionale pratica *full time* nel settore di cui saranno supervisori, prima di essere abilitati a supervisionare gli studenti;
- i supervisori devono ricevere un training dall'università per sviluppare e aumentare le procedure richieste per la loro posizione e supervisione clinica e devono avere familiarità con i contenuti rilevanti e il formato del corso;
- i supervisori clinici devono essere qualificati e regolarmente valutati.

Per permettere allo studente di associare le conoscenze e le procedure teorico-pratiche, è preferibile che teoria e pratica siano dispensate contemporaneamente, in modo tale da abilitarlo al ragionamento clinico basato sull'evidenza, a procedure clinico-tecniche nonché all'opportunità di svilupparle nelle strutture di tirocinio.

La pratica clinica dovrebbe consentire allo studente di accumulare esperienza in un ampio spettro di possibili alterazioni della comunicazione e deglutizione. Perciò è raccomandabile che lo studente:

- faccia esperienza logopedica con clienti con varie patologie comunicative e/o deglutitorie e anche nella prevenzione di questi deficit;
- abbia esperienza nel gestire clienti di ogni età;
- abbia l'opportunità di osservare il lavoro di una serie di logopedisti;
- lavori direttamente con clienti, *caregivers*, familiari, altri professionisti e/o facenti parte del team multidisciplinare;
- familiarizzi con l'amministrazione di appropriati strumenti di valutazione sia qualitativa che quantitativa, standardizzati e non, formali e informali;
- sia allenato a pianificare, eseguire, valutare e adattare la terapia in rapporto agli esiti della valutazione, ai bisogni del cliente e ai progressi nella terapia;
- sia educato a dare informazioni circa il bilancio logopedico, la sua gestione e le facilitazioni possibili per la patologia sul cliente.

Supervisione

Dopo il completamento della formazione iniziale è raccomandabile che i neo-logopedisti abbiano l'opportunità di iniziare la loro vita professionale in una situazione controllata e con il supporto di altri logopedisti. Ai neo-logopedisti dovrebbe essere offerta l'opportunità di effettuare una frequenza o periodo di pratica assistita. Questo periodo dovrebbe essere monitorato da un logopedista esperto.

Minimo standard della formazione iniziale dei logopedisti dell'UE[4]

Al fine di acquisire le conoscenze, le abilità e le competenze richieste, così come delineate in seguito, il CPLOL ritiene necessario che il corso di studi in logopedia debba essere condotto a un livello accademico universitario o equivalente, in accordo con i principi della Carta di Bologna per la realizzazione dell'Area di Educazione Superiore Europea, tenendo conto delle istanze riportate nella Risoluzione n. 9 del CPLOL (G.A. Malmo, ottobre 2003).

Introduzione

Il CPLOL, tenendo in considerazione la descrizione completa della formazione professionale dei logopedisti così come è organizzata attualmente nei diversi Paesi membri, ritiene importante stabilire il livello minimo per quanto concerne l'istruzione di base.

Obiettivi di questo lavoro sono i seguenti:

- stabilire un livello minimo europeo per la formazione professionale del logopedista, che da un lato consenta al CPLOL di valutare e analizzare i programmi formativi sia all'interno di uno stesso Stato che tra i diversi Stati, e dall'altro possa fornire un aiuto quando si rende necessario considerare una nuova richiesta di ingresso all'interno del CPLOL;
- fornire una linea guida per gli Stati che desiderano costituire un nuovo Corso di studi in logopedia;
- fornire una linea guida per gli Stati che desiderano riorganizzare la formazione professionale iniziale.

Alla luce degli sviluppi in campo formativo e professionale, il livello minimo della formazione è stato aggiornato per riflettere i cambiamenti avvenuti nell'approccio alla formazione e nella descrizione delle competenze professionali del logopedista.

Principi

1. Si raccomanda che tutti gli obiettivi, i contenuti dei curricula e i metodi utilizzati per l'insegnamento della logopedia siano sempre in accordo con i principi della Carta Etica del CPLOL.
2. Il programma dovrebbe condurre a un laureato che sia un professionista esperto della complessità della comunicazione umana e dei suoi disordini.
3. Il programma dovrebbe condurre a un metodo scientifico, alla soluzione dei problemi e alla riflessione in e sulla pratica.

---

[4] *Minima incompressibles pour la formation initiale des orthophonistes-logopèdes de la EU.* Messo a punto dalla Commissione Educazione. Adottato dall'Assemblea Generale di Riga, maggio 2007.

4. Lo studio dell'intervento terapeutico per la/della valutazione dei disturbi comunicativi e dei disordini della deglutizione dovrebbe essere basato su un approccio scientifico o basato sulle evidenze.

5. Il programma dovrebbe integrare l'insegnamento di nozioni teoriche, l'insegnamento di abilità secondo un metodo scientifico e l'insegnamento di come applicare in pratica le nozioni teoriche, e includere elementi fondamentali di pratica clinica.

6. Il programma dovrebbe condurre a/e infondere la consapevolezza delle differenze sociali e culturali sia all'interno di uno Stato che tra i diversi Stati e il rispetto delle differenze tra le diverse società.

7. Il programma dovrebbe permettere agli studenti di acquisire ed essere in grado di dimostrare conoscenze generali in tutti i campi, che consentano loro di lavorare con tutte le tipologie di clienti e con clienti di ogni età con disturbi della comunicazione e della deglutizione, anche per la prevenzione di tali condizioni morbose.

8. Il programma dovrebbe rendere consapevoli gli studenti delle responsabilità legali ed etiche all'interno della loro pratica professionale e della necessità di agire in modo sicuro ed etico.

9. Il programma dovrebbe fornire agli studenti gli strumenti per sapersi basare su evidenze e metodologie e della ricerca ed essere in grado di portare avanti una ricerca di base.

10. Il programma dovrebbe condurre gli studenti a saper applicare le capacità di risoluzione di problemi e le abilità in ambienti nuovi e non familiari.

11. Il programma dovrebbe fornire agli studenti l'opportunità di imparare e studiare in un modo che sia il più possibile auto-direttivo o autonomo.

12. La qualifica dovrebbe consentire allo studente di accedere a un programma di ricerca post-laurea.

Punti principali

Un programma orientato allo studente significa che lo studente dovrebbe sviluppare ed essere in grado di dimostrare competenze.

Una competenza professionale può essere definita come un'integrazione di conoscenze, comprensione, abilità specifiche, tematiche e abilità utilizzate dalla persona per funzionare secondo le richieste che le vengono poste nello specifico contesto della logopedia (così come nei contesti della salute e della formazione).

Al termine del processo formativo lo studente dovrebbe aver acquisito ed essere in grado di dimostrare tutte le competenze proprie del logopedista. Durante il programma di studio lo studente impara e dimostra di possedere competenze a diversi livelli.

Le competenze professionali per gli studenti sono state categorizzate in tre aree di competenze:

1. *Competenze di area A – Pratica clinica: prevenzione, presa in carico, trattamento e counselling, lavorare con e per il cliente e il suo entourage.*

- *Competenza 1: progettare e trasferire attività di prevenzione.* Il logopedista offre al cliente le attività di prevenzione primaria, secondaria e terziaria al fine di ridurre i rischi conseguenti al disturbo e/o le limitazioni nel portare avanti le attività.
- *Competenza 2a: fornire cura.* Il logopedista offre al cliente valutazione, diagnostica e terapia riabilitativa logopedica in modo professionale e sensibile per facilitare e/o rimuovere le difficoltà legati al disturbo e/o alle sue limitazioni.
- *Competenza 2b: trattamento, attività di counselling e consigli.* Il logopedista offre al cliente, alla famiglia/*caregiver* e al suo ambiente sociale, trattamento riabilitativo e consigli in modo professionalmente responsabile al fine di consentire al cliente un funzionamento al livello maggiore possibile e facilitare la partecipazione del cliente e le attività della vita quotidiana.
- *Competenza 3: coordinare le attività che riguardano il cliente.* Il logopedista coordina le attività concordate che riguardano il cliente e i gruppi di obiettivi in modo tale da far procedere le attività di prevenzione, cura, terapia, trattamento e counselling come un processo continuativo e integrato.
2. *Competenze di area B – Organizzazione: lavorare all'interno e per un'organizzazione.*
    - *Competenza 4: lavorare in modo efficace all'interno di un quadro organizzato o di un servizio.* Il logopedista contribuisce attivamente agli sviluppi e alle azioni politiche necessarie a salvaguardare la continuità di servizio e l'integrità delle agenzie all'interno delle quali viene effettuata la terapia logopedica.
    - *Competenza 5: verifica della pratica e della gestione nell'unità di lavoro.* Il logopedista verifica il suo ruolo nell'attività pratica, nella gestione, nell'unità o nel servizio in cui opera in modo tale da assicurare una buona organizzazione dei servizi offerti.
    - *Competenza 6: istruire e guidare colleghi, membri del gruppo e tirocinanti.* Il logopedista istruisce e guida i colleghi, i membri del gruppo e i tirocinanti, nel rispetto della loro indipendenza e della loro responsabilità professionale in modo che i compiti specifici siano effettuati in modo efficiente ed efficace all'interno dell'organizzazione.
3. *Competenze di area C – Professione: sviluppo della professione e della disciplina.*
    - *Competenza 7: sviluppare la professione e le competenze professionali.* Il logopedista ricopre un ruolo attivo nel promuovere la consapevolezza del ruolo professionale, nel potenziare lo sviluppo della professione e nel sostenere un livello standard per mantenere e sviluppare il livello qualitativo della professione stessa.
    - *Competenza 8: sviluppare metodi, tecniche, approcci scientifici e linee guida.* Il logopedista gioca un ruolo attivo nello sviluppo di nuovi metodi, nell'introdurre nuovi programmi, tecniche e linee guida per mantenere aggiornati attività di prevenzione, presa in carico, trattamento e counselling in riferimento agli attuali bisogni sociali, di salute e formativi.

Contenuti del curriculum della logopedia

Materie teoriche
Al fine di operare in condizioni di sicurezza, efficacia ed efficienza, il logopedista necessita di una buona conoscenza delle strutture e delle funzioni dell'essere umano rispetto alla comunicazione, all'alimentazione e alla deglutizione, dello sviluppo fisiologico (scienze biomediche, scienze del linguaggio) e di tutti i disturbi che possono alterare tali funzioni (patologia foniatrico-logopedica) e dei diversi modi di identificare, studiare, analizzare, valutare e controllare tali disturbi, compreso l'invio a un altro professionista.

Deve inoltre essere in grado di analizzare il comportamento del paziente e il modo in cui il disordine influisce sulla sua vita (scienze del comportamento, inclusa la psicologia).

In aggiunta, il professionista dovrebbe contribuire all'avanzamento delle conoscenze sui disordini della comunicazione, dell'alimentazione e della deglutizione, sui metodi di valutazione e sulla pianificazione della rimediazione e del trattamento. Di conseguenza gli studenti necessitano di essere aiutati durante la loro formazione professionale a trasformarsi in "professionisti-ricercatori", per consentire loro di continuare a cercare e utilizzare le informazioni più aggiornate sulle diverse branche della loro professione.

> *"Il programma dovrebbe coprire i contenuti delle discipline di sostegno. Ciò dovrebbe fornire agli studenti una panoramica sui principali contenuti di ogni disciplina, e studi dettagliati di quelle teorie e di quegli approcci che sono rilevanti in modo diretto per la comprensione della comunicazione umana e dei suoi disturbi. Ogni studente dovrebbe avere chiaro il livello di rilevanza di ciascuna disciplina per lo studio della logopedia. Lo studio di ciascuna di queste discipline dovrebbe includere una componente pratica".*
>
> Linee guida IALP, 1995, p. 297

Scienze biomediche
Gli studi in quest'area devono includere la conoscenza teorica dei seguenti aspetti: basi biologiche del linguaggio e della parola; anatomia e fisiologia; fisica della parola e acustica; scienze mediche cliniche quali: neurologia, otorinolaringoiatria, pediatria, geriatria, psichiatria, ortodonzia, audiologia, foniatria, genetica e tecniche di ricerca.

Scienze del linguaggio
Gli studi in quest'area devono includere la linguistica (fonetica/fonologia, semantica e lessico, morfologia e sintassi, pragmatica), la psicolinguistica, la neurolinguistica, la sociolinguistica e il plurilinguismo.

Scienze del comportamento
Lo studio delle scienze del comportamento deve includere le seguenti discipline: psicologia (dello sviluppo, clinica, cognitiva e sociale), neuropsicologia, scienze dell'educazione e sociologia.

Patologia foniatrico-logopedica
Lo studio della patologia foniatrico-logopedica deve includere le seguenti patologie: disturbi del linguaggio della fase di sviluppo o acquisiti, inclusi afasia, disartria, disfonia, disfluenza, disturbi dell'alimentazione e disfagia, disturbi della lettura e della scrittura, malformazioni craniofacciali, disturbi dell'apprendimento, disordini dello spettro autistico, disturbi della comunicazione di tipo emotivo comportamentale, disturbi neurovegetativi, comunicazione aumentativa alternativa e disturbi dell'udito.

Abilità di ricerca
La metodologia della ricerca scientifica deve essere presentata nel corso del programma di studi.
   Queste abilità devono includere i seguenti aspetti teorici: metodologia della ricerca e applicazione di metodi di analisi quantitativa e qualitativa; attività pratiche di osservazione, raccolta dati, trascrizione, misurazione, analisi e applicazione delle nuove informazioni e stesura di un report finale. Gli studenti devono avere conoscenze circa la disponibilità e l'utilizzo delle ricerche di efficacia ed efficienza del trattamento e di pratiche basate sull'evidenza della scienza e dei disturbi della comunicazione.
   Gli studenti devono essere in grado di accedere alle informazioni attraverso pubblicazioni scientifiche nazionali e internazionali.

Sanità pubblica
Lo studio della Sanità pubblica deve includere conoscenze di prevenzione, interazioni comunicative, pubblicazioni di sanità e sicurezza, sistemi sanitari e organizzativi (inter)nazionali e ruolo degli altri professionisti.

Pratica clinica ed elementi pratici del programma

La metodologia della logopedia deve coprire i principali aspetti dell'attività clinica: prevenzione, valutazione, diagnosi, intervento e rivalutazione. Al fine di raggiungere competenze in diversi campi della metodologia, lo studente deve acquisire diverse capacità cliniche che devono coprire le seguenti competenze:
1. adattare il suo modo di comunicare al cliente e al suo entourage al fine di essere in grado di:
   – identificare la ragione per cui il cliente si presenta per la terapia;
   – identificare, descrivere e valutare la comunicazione del cliente e la sua competenza comunicativa;
   – delineare le conclusioni appropriate e fare una diagnosi;
   – sviluppare un programma terapeutico e applicarlo;
   – valutare gli effetti dell'intervento/terapia;

2. avere una completa conoscenza dei metodi di valutazione e dei metodi di intervento appropriati per i diversi disturbi della comunicazione, dell'alimentazione e della deglutizione, e delle tecniche e dei metodi di riabilitazione e terapia presenti, inclusi il counselling e l'intervento precoce;
3. saper collaborare con altri membri del gruppo interdisciplinare.

Attività di pratica professionale
Lo studio della logopedia deve includere una sufficiente quantità di attività pratica clinica professionale condotta sotto la responsabilità di un logopedista competente e qualificato. L'attività di tirocinio deve essere organizzata in modo tale da permettere allo studente di acquisire abilità generalizzabili e di stilare piani di lavoro dettagliati e appropriati per i bisogni del cliente.

a. *Tirocinio pratico.* Durante la formazione iniziale, gli studenti devono acquisire esperienza pratica per ricoprire i diversi ruoli e funzioni che saranno richiesti nell'esercizio della professione: prevenzione, valutazione, diagnosi e trattamento dei disturbi della comunicazione. Gli studenti dovranno ottenere esperienza pratica:
   – lavorando sia con clienti di età evolutiva che di età adulta che abbiano disturbi comunicativi dello sviluppo o acquisiti, funzionali e organici;
   – valutando e gestendo disturbi dell'alimentazione e della deglutizione.
   È di massima importanza tenere in considerazione la potenziale varietà dei disturbi così come menzionata nel paragrafo relativo alle materie teoriche.

b. *Applicazione della teoria alla pratica.* È importante che lo studente impari sia in teoria che in pratica che ogni logopedista deve essere sia un clinico che un ricercatore. All'inizio della terapia deve considerare i modelli teorici rilevanti e valutare le abilità e i disordini comunicativi del cliente in modo da stilare un piano di lavoro adatto. Durante il corso del trattamento il logopedista deve saperne valutare gli effetti al fine di apprezzarne gli esiti e poter fare degli aggiustamenti al piano di lavoro se necessario per seguire i progressi del cliente. Ad ogni stadio dell'intervento deve saper integrare le conoscenze teoriche all'attività pratica ed essere conscio che la pratica arricchisce la conoscenza scientifica, offrendo esempi, facilitando le registrazioni e mostrando i suoi limiti.

c. *Valutazione degli esiti e del livello di apprendimento degli studenti.* È importante monitorare regolarmente il progresso degli studenti nel diventare un logopedista rispetto alle conoscenze teoriche e alle loro abilità pratiche e attitudini. Le competenze degli studenti devono essere valutate durante il programma rispetto alla crescita delle loro conoscenze, delle loro responsabilità e della loro abilità di trasferire tutto ciò in situazioni professionali più complesse e specifiche. Gli studenti devono essere valutati su ciò che viene loro insegnato e sulla loro disposizione clinica. Le abilità nella ricerca clinica applicata devono essere valutate attraverso una dissertazione o tesi scritta al termine del corso di studi.

d. *Qualifica di docenti, tutor e affiancatori.* Gli insegnanti che tengono corsi ai futuri logopedisti devono possedere una conoscenza globale della professione, dell'obiettivo delle attività e del ruolo e delle funzioni richieste al logopedista nella sua pratica professionale. I corsi di patologia della comunicazione e del linguaggio dovrebbero in primo luogo essere tenuti da logopedisti. Il tirocinio clinico dev'essere supervisionato da un logopedista che abbia la perizia e l'esperienza clinica necessaria e, se previsto, sia iscritto all'albo professionale del proprio Paese.

Progetto NetQues - Rete per l'armonizzazione degli standard e della qualità nei programmi di studio per logopedisti in Europa[5]

NetQues è un progetto europeo, sovvenzionato con il sostegno della Comissione Europea nell'ambito del programma educativo "Lifelong Learning Programme (LLP) - ERASMUS Academic Networks". Vi partecipano Associazioni Professionali ed Università Europee con Corsi di Laurea in Logopedia (vedi www.netques.eu per aggiornamenti).

L'impegno nasce nell'estate del 2000 quando un gruppo di Università raccoglie la sfida lanciata a Bologna nel 1999 ed elabora il progetto pilota "Tuning Educational Structures in Europe". L'Associazione delle Università Europee (EUA) contribuisce ad allargare il gruppo dei partecipanti e la Commissione europea eroga un finanziamento al progetto nel quadro del programma Socrates.

Uno degli scopi principali del NetQues è lo studio comparato (seguendo la riconosciuta metodologia *Tuning*) della rilevanza data alle competenze specifiche della disciplina e a quelle generali nei Corsi di Studio in Logopedia di 31 Paesi europei, in particolare: il sistema basato su due cicli e l'adozione di un sistema di crediti, l'adozione di un sistema di titoli accademici equiparabili e facilmente riconoscibili. Le fonti del gruppo conduttore sono state i descrittori di Dublino e la metodologia Tuning (*Tuning Project Benchmark statere).* Sono state previste quattro fasi per agevolare la comprensione dei core curriculum e la loro comparabilità:
1. le competenze generiche;
2. le competenze specifiche per disciplina;
3. gli ECTS (*European Credit Transfer System*) quale sistema di accumulazione dei crediti;
4. il ruolo dell'apprendimento, dell'insegnamento, della valutazione e del rendimento degli studenti in relazione al controllo e alla valutazione della qualità.

Il progetto ha finanziato un sondaggio online in tutti i Paesi aderenti al CPLOL e non solo. Il sondaggio è stato formulato in termini di *competenze* intese come "*il repertorio di conoscenze, abilità e capacità necessarie allo svolgimento dei compiti professionali*". Con riferimento alla logopedia, questo significa cercare di descrivere esattamente quali conoscenze, abilità e capacità sono necessarie per essere in grado di esercitare la professione di logopedista in sicurezza, efficacemente e in maniera

---

[5] *Network for Tuning Standards & Quality of Education Programmes for Speech Language Therapists in Europe* (LLP - ERASMUS Academic Networks).

autonoma. I risultati attesi permetteranno di definire standard e punti di riferimento comuni circa le competenze necessarie a un logopedista europeo neolaureato.

Oltre che aumentare la mobilità di professionisti qualificati tra i vari Paesi, favorendo lo sviluppo della professione, verranno fornite indicazioni a istituti di istruzione superiore e ai principali *stakeholders* per quanto riguarda la formazione dei logopedisti in tutta l'area europea; inoltre, ciò permetterà ai cittadini europei di accedere a prestazioni di logopedisti appropriatamente qualificati.

I tempi del progetto NetQues sono scanditi dal Progetto Europeo: i lavori, iniziati nel mese di agosto 2011, sono tuttora in corso e termineranno alla fine del 2013.

Bibliografia

Fonti

AA vari (1996) Logopedia in Piemonte (a cura della Segreteria Resonsabile). Omega Edizioni, Torino
AA vari (1999) History of the IALP, IVth edn (a cura del Consiglio Direttivo). Göteborg
Bellussi G (1967) Trattato Italiano di foniatria, in "Meda: l'ORL infantile", Ambrosiana
Croatto L (1996) La nostra storia di foniatri e logopedisti. Acta Phoniatrica Latina, 1996
Felisati D (1992) I cento anni dell'otorinolaringologia italiana. Giunti, Milano
Framba EM (2010) Giulio Ferreri (1862-1942) Educatore dei sordi. In: L'educazione dei sordi (Siena) 2:95-132 e 3/4:176-236
Kussmaul A (1910) Die Störungen der Sprache (ristampa). BiblioBazaar, Leipzig

Trattati internazionali

Aimard P (1972) L'enfant et son langage. SIMEP, Villeurbanne
Austin JL (1962) How to do things with words. Harvard University Press, Cambridge. Trad. it. Quando dire è fare (1974) Marietti, Torino
Beauchamp TL, Childress JF (2001) Principles of Biomedical Ethics, 5th edn. Oxford University Press, Oxford
Biesalsky P (1973) Phoniatrie und Pädaudiologie. Thieme, Stuttgart
Bowlby J (1989) Attaccamento e perdita, vol.1. Bollati Boringhieri, Torino
Bruner JS (1983) Children's Talk: Learning to Use Language. Norton, New York. Trad. it. Il linguaggio del bambino (1991) Armando, Roma
Communicating Quality 3 (2006) RCSLT's guidance on best practice in service organisation and provision. RCSLT, London
Darley FL, Spriestersbach DC (1971) Diagnostic methods in speech pathology, 2nd edn. Harper and Row, New York (I edn. 1963 in coll. con W. Johnson)
Health Professions Council (2008) Standards of conduct, performance and ethics. HPC, London
Launay C, Borel-Maisonny S (1975) Les troubles du langage, de la parole et de la voix chez l'enfant, 2ª ed. Masson, Paris
Luchsinger R, Arnold GE (1949) Lehrbuch der Stimm- und Spracheilkunde. Springer-Verlag, Berlin II edizione, 1970 (esiste un'edizione inglese)
Perello J (1976) Audiofoniatria y logopedia, 8 voll. Editorial Cientifico-Medico, Barcelona
Rondal JA, Seron X (1999) Troubles du langage. Editions Mardaga, Wavre (Belgique)
Seeman M (1967) Les troubles du langage, Maloine, Bruxelles
Tarneaud J (1961) Traité pratique de phonologie et phoniatrie, Maloine, Bruxelles
Travis LE (10971) Handbook of speech pathology and audiology. Prentice Hall, Upper Saddle River, NJ
Watzlavitck P, Helmick JH, Jackson D (1965) La pragmatica della comunicazione umana. Astrolabio, Roma
Wendler J, Seidner W, Eyshold V (2005) Lehrbuch der Phoniatrie und Pädaudiologie, 4th edn. Thieme, Stuttgart

Riviste

Folia phoniatrica et logopaedica. Karger, Basel
Acta phoniatrica latina. La Garangola, Padova
I care. Rivista specializzata in fisiopatologia della comunicazione. Edizioni CRO, Firenze
Logopedia e comunicazione. Centro Studi Erikson, Milano

Trattati italiani

AA vari (2011) Logopedia e disfagia. Carocci, Roma
Albera R, Schindler O (2003) Audiologia e foniatria. Minerva Medica, Torino
Arluno G, Schindler O (1982) Il bambino sordo nella scuola di tutti, 2ª ed. Omega Edizioni, Torino
De Filippis Cippone A (1989) Manuale di logopedia. Masson, Milano
Di Nicola L (1974) Manuale di foniatria infantile", Mezzina, Molfetta
FLI, Federazione Logopedisti Italiani (2010) Il core competence e il core curriculum del logopedista.
    Springer, Milano
Martini A , Schindler O (2004) La sordità prelinguale. Omega Edizioni, Torino
Parisi D (1972) Il linguaggio come processo cognitivo. Bollati Boringhieri,Torino
Pizzamiglio P (1968) I disturbi del linguaggio. Etas Kompass, Milano
Schindler O (1980) Breviario di patologia della comunicazione, 4 voll. Omega Edizioni, Torino
Schindler O (2009) La voce. Piccin, Padova
Schindler O, Ruoppolo G, Schindler A (2011) Deglutologia, 2ª ed. Omega Edizioni, Torino
Segre R (1978) La comunicazione orale normale e patologica. Edizioni Medico Scientifiche, Torino

Relazioni SIFEL

Nuovi strumenti e metodiche nella valutazione e nel trattamento dei disturbi della comunicazione,
    1977 (O. Schindler)
La rieducazione del bambino sordo, 1986 (I. Vernero)
I protocolli in foniatria e logopedia, 2001 (O. Schindler)
Le basi neurali della comunicazione, 2004 (F. Ottaviani, A. Schindler)
Il counseling in foniatria e logopedia, 2005 (D. Patrocinio, A. Trittola)
Gli indicatori in foniatria e logopedia, 2006 (D. Croatto)
La presbifagia e la pedofagia, 2007 (G. Ruoppolo, I. Vernero, A. Schindler, M. De Vincentis)
Balbuzie, Update, 2008 (S. Biondi, D. Patrocinio)
Update in afasiologia, 2010 (P. Rampone, A. Tavano)
La riabilitazione della sordità infantile:stato dell'arte e nuovi traguardi, consensus conference, 2011
    (a cura di D. Croatto)

Link

www.ethics-network.org.uk/
www.cplol.org
www.netques.eu
www.miur.it